Volker Weidermann

Mann vom Meer

Mein Herz schlägt stark und weiß warum.

Thomas Mann, Der Zauberberg

AN SEINER HAND

Einleitung

Ein bisschen Angst hatte sie schon. Sie wusste ja, dass es ein großer Moment war. Vor allem für ihn, für Herrpapale, wie sie ihren Vater nennt. Sie wusste ja so gut, wie sehr er das Meer liebte. Immer wieder hatte er ihr davon erzählt, von diesem großen Blau, der Weite, seinen Ferien in Travemünde, als er klein und glücklich war. Und jetzt war endlich der Moment, in dem er es ihr wirklich zeigen konnte. Sein Meer. Die Ostsee.

Elisabeth zittert. Es ist früher Abend, schon ein wenig kühl. Sie zittert aber vor allem vor Freude, Erregung und ein wenig auch aus Angst, dass sie sich nicht begeistert genug zeigen könnte. Dass sie es nicht ganz so gewaltig, so überwältigend, so großartig wird finden können wie er, an dessen Hand sie geht. Elisabeth Mann ist sechs Jahre alt. Sie trägt ein dunkles Badekleid, eine Bobfrisur, an der anderen Hand des Vaters geht ihr kleiner Bruder Michael. Den bemerkt der Vater aber kaum.

Er ist hier, am Strand von Kloster auf Hiddensee, um seinem Lieblingsmädchen sein Meer zu zeigen. Auch er ist ein wenig aufgeregt. Dabei weiß er, dass seine Tochter ihn nicht enttäuschen wird. Sie hat ihn nie enttäuscht. Wann immer er ihr voller Andacht seine Heiligtümer gezeigt hatte, die alte Uhr, die spanischen Bilder, die Bücher im Bücherzimmer, war seine Andacht auch die ihre gewesen. Still und staunend ließ sie sich seine Welt zeigen. So wurde es auch ihre.

Außerdem war das Wasser ohnehin ihr Element. Das hatte er in seiner Hymne, die er bald nach ihrer Geburt auf sie gedichtet hatte, der Welt schon mitgeteilt: »Denn das Wasser, / das deinem kleinen Leibe dient und schmeichelt, und dem du / sorglos vertraust, es ist dein Element«. Trotzdem, zur Sicherheit hatte er ihr auch noch die Geschichte einer frühen Enttäuschung erzählt. Das war, als er selbst noch ganz klein war und das Meer schon liebte wie sonst nichts auf der Welt. Er war wie jeden Sommer mit der ganzen Familie, na ja, fast der ganzen, der Vater kam nur an den Wochenenden, hinauf an den Strand von Travemünde gefahren. Und mit dem ganzen Besitzerstolz des seit Jahren hierherkommenden Knaben hatte er seinem Kindermädchen, das aus Sachsen stammte und nie zuvor die See gesehen hatte, sein Meer präsentiert. Und die stand da, auf breiten Beinen, und sagte nur: »'s is hibsch, aber ich häte mers hibscher gedacht.« Hübscher? Wie bitte schön lässt der perfekte Ort der Welt sich hübscher denken? Es war ein Schrecken und eine Beleidigung und eine Frechheit. Und also nur um ganz sicherzugehen, dass ihm so etwas nicht ausgerechnet mit seinem Lieblingsmädchen noch einmal geschehen würde, hatte er Elisabeth vorher von dieser frühen Enttäuschung erzählt. Sie wusste also, wie sie zu staunen hatte.

Die ganze Reise von München hier hinauf war eine

Traumreise gewesen. Im Schlafwagen waren sie nach Berlin gefahren, Elisabeth hatte sich mit Michael ein Bett geteilt, Kopf an Kopf, die Mutter lag über ihnen und bewachte ihren Schlaf, der Vater hatte nebenan ein Coupé für sich allein. Und wenn man die Jalousie ein Stückchen heraufschob, konnte man den Sternenhimmel sehen, der an einem vorbeireiste, während man selbst ruhig im Bettchen lag und aus dem Fenster schaute.

In Berlin hatten sie ihren Onkel Peter, den Physiker, in seinem Laboratorium besucht. Und er hatte ihnen schon ein Meer gezaubert, aus Luft. So hatte es zumindest Elisabeth empfunden, als der Onkel ihnen flüssige Luft zeigte, Luft, die so kalt war, dass sie flüssig und blau war. Und als der Onkel einen weichen Gummischlauch hineinsteckte, verwandelte der sich in einen harten Stock. So kalt war dieses kleine Meer.

Dann ging es aber endlich weiter auf die kleine Insel. Sie wohnten in einem kleinen Hotel, »Haus am Meer« hieß es, und der Vater war ein wenig befangen, weil ein anderer Dichter im selben Haus wohnte, ein gewaltiger alter Mann mit wilden weißen Haaren und hoher Stirn. Wir werden noch von ihm hören.

Erst mal jedenfalls machte sich also der Vater mit seinen beiden Kleinen auf an den Strand. Zum Glück musste sich Elisabeth nicht zum Staunen zwingen. Es staunte ganz von selbst aus ihr. Der Geruch, die Farben, die kleinen Wellen, der weite Blick. Sie verstand sofort, wieso ihr Vater das alles hier so liebte. Und wollte aber gleich von ihm wissen, was dahinten, ganz am Ende, sei, da, wo man nicht mehr weiterschauen kann. »Das ist der Horizont«, sagte ihr Vater. »Und dahinter? Was kommt hinter dem Horizont?« – »Der Horizont und dahinter wieder der Horizont. Je weiter du hinausruderst, um so weiter zieht sich der Horizont zurück, so dass du immer nur einen Horizont siehst; bis ganz ganz zuletzt Land in Sicht kommt, und dann ist der Horizont verschwunden. Du kannst ihn dann aber wieder sehen, wenn du dich herumdrehst.«

Sie hat das bis an ihr Lebensende nicht vergessen.

Aber in diesem Sommer diente das Meer anderen Zwecken: Unsinn machen. Baden, tauchen, sich in die Wellen werfen, den Bruder tunken, sich von den älteren Geschwistern tunken lassen, Muscheln sammeln, Burgen und Murmelbahnen bauen, sich eingraben lassen, mit der Mutter schwimmen. Oh ja, die Mutter, sie hatte diese eher praktische Liebe zum Meer, die dem Vater abging. Hineinrennen, schwimmen wie ein Fisch. Das war für den Vater nichts. Er schaute, saß im Strandkorb, schrieb, schaute wieder, wie versunken in seinem Korb, isoliert, geschützt, geborgen. Modisch war er, fantastisch ausgestattet, vor allem Meeresmützen mochte er gern, Kapitänsmützen, weiße Matrosenhüte, Prinz-Heinrich-Mützen, manchmal trug er einen Bademantel und rauchte dabei. Schwimmen ging er morgens kurz und nur im Flachen. Seine »Morgenandacht im Meer« hat er das genannt. Danach war er frisch für den Tag und fürs Schreiben.

Thomas Mann hatte zu Beginn dieser Sommerreise noch gehofft, hier oben endlich den »Zauberberg« abschließen zu können. Zwölf Jahre zuvor hatte er das

Schreiben daran begonnen und immer wieder meinte er, beinahe fertig zu sein. Der erste Band war auch schon seit Dezember des Vorjahres fertig gedruckt. Aber das Ende zog und zog sich.

Vielleicht auch, weil es dem Autor schwerfiel, sich von seinem »Sorgenkind des Lebens«, von Hans Castorp, dem Hamburger Kaufmannssohn, den Thomas Mann schreibend in die Berge von Davos geschickt hatte, diese verschneiten Berge, die so eine verblüffende Ähnlichkeit mit dem heimatlichen Meer hatten, endgültig zu trennen. Aus Sorge, ihn im Schlachtengetümmel des Ersten Weltkriegs für immer aus den Augen zu verlieren. Ja, vielleicht auch deswegen würde er auch hier am Strand von Kloster das »Finis« wieder nicht schreiben können.

Nur wenige Monate zuvor hatte er in dem Gebirgsbuch noch einmal über den Strand geschrieben, über den Zauber des Meeres, der den unscheinbaren Helden Hans in die Tiefen zog, ins Verderben, in den Tod. »Strandspaziergang«, ist das Kapitel überschrieben, in dem es heißt:

»Du gehst und gehst … du wirst von solchem Gang niemals zu rechter Zeit nach Haus zurückkehren, denn du bist der Zeit und sie ist dir abhanden gekommen. O Meer, wir sitzen erzählend fern von dir, wir wenden dir unsere Gedanken, unsre Liebe zu, ausdrücklich und laut anrufungsweise sollst du in unserer Erzählung gegenwärtig sein, wie du es im stillen immer warst und bist und sein wirst … Sausende Öde, blaß hellgrau überspannt, voll herber Feuchte, von der ein Salzgeschmack auf unseren

Lippen haftet. Wir gehen, gehen auf leicht federndem, mit Tang und kleinen Muscheln bestreutem Grunde, die Ohren eingehüllt vom Wind, von diesem großen, weiten und milden Winde, der frei und ungehemmt und ohne Tücke den Raum durchfährt und eine sanfte Betäubung in unserem Kopfe erzeugt, – wir wandern, wandern und sehen die Schaumzungen der vorgetriebenen und wieder rückwärts wallenden See nach unseren Füßen lecken. Die Brandung siedet, hell-dumpf aufprallend rauscht Welle auf Welle seidig auf den flachen Strand, – so dort wie hier und an den Bänken draußen, und dieses wirre und allgemeine, sanft brausende Getöse sperrt unser Ohr für jede Stimme der Welt. Tiefes Genügen, wissentlich Vergessen … Schließen wir doch die Augen, geborgen von Ewigkeit!«

Das Meer ist der stille Held all seiner Bücher. »Das Meer«, so hat es Thomas Mann selbst einmal beschrieben, »sein Rhythmus, seine musikalische Transzendenz ist auf irgendeine Weise überall in meinen Büchern gegenwärtig, auch dann, wenn nicht, was oft genug der Fall, ausdrücklich davon die Rede ist.«

Leider war in diesem Sommer in Kloster im »Haus am Meer« noch jener ganz andere, sehr lebendige Held seines entstehenden Buches anwesend. Der Mann mit dem weißen Haarkranz, den Thomas Mann ein Jahr zuvor in Bozen getroffen und dann spontan als Figur in seinen Roman eingebaut hatte. Gerhart Hauptmann, Nobelpreisträger, naturalistischer Revolutionär der deutschen Theaterbühnen und gewaltige, einschüchternde Persönlichkeit. Und als ebensolche gewaltige und durchaus lächerliche Persönlichkeit hatte Thomas Mann ihn als »Mynheer Peeperkorn« im Zauberberg verwendet. Thomas Mann erfand nun einmal nichts, er fand seine Figuren und so hatte er im rechten Augenblick eben Gerhart Hauptmann gefunden. Einen Mann, der mit maximaler Geste minimale Äußerungen tut. Ein liebenswerter Dionysos, der das Leben feiert, statt darüber zu reden. Ein Lebenskoloss, der sich, anders als Hans Castorp, weder je vom Zauber der Schneelandschaft noch vom Meeresrauschen in irgendwelche Lebensgefahren zaubern lassen würde. Ein Gigant. Leider dämlich.

Mit diesem geistesschlichten Giganten waren die Manns nun also in dieses etwas beengte Haus geraten. Hauptmann las am Abend aus seinem im Entstehen begriffenen neuen Werk, dem »Eulenspiegel«, vor und wünschte nun seinerseits eine Kostprobe aus dem »Zauberberg« zu hören, an dem, wie er wusste, Thomas Mann arbeitete. Doch dieser, der eigentlich immer jedem gern und ständig aus seinen entstehenden Werken vorlas, sträubte sich. Deutete Entschuldigungen an, er wolle sein Licht nicht leuchten lassen, es sei nicht passend und so weiter. Doch die reale Romanfigur lässt das nicht gelten. Mann beschreibt die Reaktion des Gewaltigen so: »In Hauptmann arbeitete die Entgegnung. Es war einer der typischen und spannenden Augenblicke, in denen sein Mienenspiel, seine Hand Bedeutendes vorbereiten, das dann, wenn es hervortritt, im ersten Augenblick durch seine Schlichtheit überraschen mag … Ich verstand in der nächsten Sekunde, daß mein Zögern falsch und furchtsam gewesen sei. Er sagte: ›Sie haben unrecht. In meines Vaters Haus sind viele Wohnungen.‹«

Das war schön gesagt, trotzdem wurde die Luft hier etwas dünn. Thomas Mann wird sich später, nach Erscheinen des Romans, wortreich und schriftlich beim Vorbild für seine Romanfigur entschuldigen, jetzt aber war es dafür natürlich noch zu früh, der Roman nicht fertig, Peeperkorn der Welt noch gänzlich unbekannt, das ging jetzt alles nicht. Die Manns reisten ab, blieben aber an der Ostsee, sie fuhren nach Usedom, nach Bansin, dann weiter nach Ahlbeck, wo Thomas Mann zwei Jahre zuvor allein an seiner großen Rede »Von deutscher Republik« gearbeitet hatte.

Darin hatte er sich gewissermaßen vom Meer verabschiedet. Vom Sog des Meeres. Von all dem, wofür das Meer für ihn immer auch stand: Verantwortungslosigkeit, Sympathie mit dem Tod, Sog ins Verderben, verbotene Liebe, Unpolitik, Antidemokratie, Rausch, Romantik, seliges Vergessen, Glück ohne Pflicht, Schönheit, Ferien für immer.

Er hatte sich für die Republik entschieden, für die Demokratie, für den aufrechten Kampf gegen die Kräfte der Dunkelheit und der Irrationalität. Gegen das Meer in sich. Dieser Kampf, der Sieg in diesem Kampf, war ihm nicht in die Wiege gelegt. »Selbstüberwindung« hat Thomas Mann diese Anstrengung genannt.

Davon handelt die Geschichte, die wir hier erzählen

wollen, wenn wir von dem »Mann vom Meer« erzählen. Sie handelt von diesem verführerischen Zauber. Sie handelt von der Liebe Thomas Manns zum Meer und wie er sie sich ein Leben lang bewahrte, aber auch davon, wie er in der Mitte seines Lebens einen Romanhelden erfand, der beinahe in den Tiefen des Schnees, in den Tiefen des Meeres verloren gegangen wäre, wenn nicht ein demokratischer Erzieher aus Italien mit einem Nebelhörnchen am Strand gestanden hätte, um ihn vor der tödlichen Unendlichkeit zu warnen und ihn zurückzurufen, an den sicheren Ort an Land.

Im wahren Leben hat dem Erfinder Hans Castorps auch die Geburt eines kleinen Mädchens dabei geholfen, dem Sog zu widerstehen. Er hat das selbst so gedichtet, dass er – gegen Ende des Ersten Weltkrieges, dessen Ausbruch Thomas Mann einst als persönliche und nationale Befreiung gefeiert hatte – zur Liebe innerlich entschlossen war. Zur Liebe zu Elisabeth, die er seine eigentlich Erstgeborene nannte. Das zu lesen, war für die ersten vier Geborenen sicher kein Spaß. Aber sie wussten es schließlich alle. Der Vater zelebrierte seine ungerechte Liebe ja. Nicht zuletzt im Sommer 1924 am Strand.

Elisabeth hat diesen Moment nie vergessen. Sie hat ihr späteres Leben den Meeren gewidmet, dem Schutz der Weltmeere und der Utopie einer solidarischen Menschengemeinschaft. Den Ursprung ihres weltumspannenden Engagements für das, was sie »ozeanische Politik« nennen wird, hat sie in diesem Sommer, hat sie in der ihr vom Vater mitgegebenen Liebe zum Meer erkannt. Denn während für ihn die Liebe zum Meer stets eher eine bedrohliche Liebe war, der er mit kritischem Bewusstsein begegnen musste, war das Meer für sie Auftrag und Utopie. Der Ort, für den es zu kämpfen galt, ein Leben lang. »Es war eine Zauberwelt«, hat sich Elisabeth Mann mit achtzig Jahren an diesen Sommer hier oben erinnert. »Noch heute, wenn ich frühmorgens den Espressosatz aus einem kleinen wohlgeformten Behälter in das Spülbecken leere, muß ich an die feuchten Sandkuchen denken, die wir damals aus unseren buntlackierten Eimerchen stürzten und am Strand aneinanderreihten.«

Und – trotz aller Vorrangstellung – war sie nicht allein von der Meeresliebe infiziert worden in diesem Sommer. Thomas Mann schrieb am Ende der Ferien an seinen Freund Ernst Bertram: »Die Kinder schieden von der See mit wahren Schmerzen, die kleinen wie die großen, genau wie einst ich …«

Und um zu verstehen, wie dieses »Einst« begann, reisen wir kurz einmal um die halbe Welt, an einen anderen Strand, am Rand des Regenwaldes, in ein anderes Jahrhundert. An den Strand von Paraty in Brasilien, wo ein kleines Mädchen mit dunklen Augen seine Kindheit verbrachte.

DER URSTRAND

Das Meer leuchtet. Viele kleine Flammen fliegen aus der Luft ins Wasser und verlöschen dort. Es ist früher Abend, die Sonne ist gerade untergegangen, am Strand stehen jede Menge Kinder und schauen aufs Meer. Der alte Mann schießt ein kleines Feuer nach dem anderen in die dunkle Luft. Es sind längliche Papierröllchen, die er nacheinander angezündet und wie Glühwürmchen in die Freiheit entlassen hat.

Dodo strahlt. Sie ist stolz auf ihren Großvater, den sie Großpai nennt und der all den Sonnenkindern hier, Dodos Geschwistern und den Kindern der Plantagenarbeiter und der Sklaven, die hier arbeiten, diese leuchtende Freude macht.

Dodo ist selig, wenn sie hier sein darf, auf der Ilha Grande, der großen grünen Insel, nicht weit von ihrem Heimatstrand entfernt. Hier leben ihre Großeltern, Plantagenbesitzer, mächtige, reiche, furchteinflößende Leute. Wobei Dodo nur vor ihrer Großmutter, der Großmai, etwas Angst hat. Sie ist streng, will immer, dass ihre Enkelin ihr beim Klöppeln zusieht, statt mit den Sklaven draußen Carne Seca zu essen, das getrocknete Fleisch mit schwarzen Bohnen, das Dodo so liebt.

Ihr eigentliches Zuhause liegt an einem anderen

Strand auf dem Festland, 250 Kilometer südlich von Rio de Janeiro. Es ist ein großes Anwesen, eine Hazienda mit rotem Schindeldach und einem Balkon um das große Haupthaus. Darum gruppiert stehen zehn kleinere Häuser, in denen die Sklaven untergebracht sind. Auch Dodos Eltern sind Plantagen- und Sklavenbesitzer und reich. Ihr Vater ist von ganz oben auf der Landkarte hier hinunter ans Meer gekommen, als er neunzehn Jahre alt war. Sein Glück wollte er hier machen und Geld. Beides hat geklappt. Er hat selbst Plantagen gegründet und aufgekauft und er hat die traumhaft schöne Tochter eines einheimischen Plantagenbesitzers geheiratet. Und seit einer Weile leben sie in diesem fantastischen Haus direkt am Meer mit einem eigenen Strand, mit Blick auf grüne Hügel, Buchten, kleine Segelboote. Gleich hinter dem Haus beginnt der Urwald, aus dem die Rufe der Brüllaffen und der Papageien zu den Menschen hier herüberdringen.

1851 ist die Familie eingezogen. Es war eine kleine Karawane, die sich im August vom vorherigen Wohnort auf den Weg machte, die Sklaven, die ersten drei kleinen Kinder, der ganze Hausstand, der Vater auf dem Pferd, die Mutter in einer Art Tragesessel, denn sie war wieder schwanger. Und unterwegs, mitten im Urwald, kündigte sich die Geburt an. Die Sklaven und die Kinder wurden vorausgeschickt, ins neue Heim, die Mutter, Maria Luiza, wurde unter Palmen gebettet, wo sie »unter Affen und Papageien«, wie ihr Mann später immer wieder erzählte, ihr Kind gebar: Julia, von allen Dodo genannt.

Die Kindheit am Strand von Paraty war wie aus einem

Traum. Immer waren Kinder um sie herum, die älteren Geschwister, die Kinder der Sklaven, Kinder aus dem nahe gelegenen wunderschönen Ort mit den niedrigen bunten Häusern und den engen Gassen. Wenn es viel und lange regnete, fuhren die Menschen mit Kanus durch die überfluteten Straßen.

Aber wann regnet es schon? Julia verbringt ihre Kindheit barfuß und im weißen Hemdchen, sie hat blonde Haare, die sie regelmäßig zu Locken dreht. Sie sammelt heruntergefallene Bananen und Kokosnüsse, löst kleine Austern von den Steinen am Meeresrand. Im Garten blühen Azaleen und Orangenbäumchen. Kolibris fliegen wie goldene Fünkchen von Blüte zu Blüte. Sie kaut Zuckerrohrstangen, die wie Schilf am Ufer stehen. An den Fingern trägt sie kleine Ringe aus dem Panzer eines Gürteltiers. Manchmal fährt sie in einem kleinen Waschzuber als Boot den kleinen Bach hinter dem Haus vom Urwald aus mit der Strömung hinab in Richtung Meer.

Alles hier ist sanft und grün, auch ins Meer geht es vom Ufer nur ganz langsam hinab ins Tiefe. Der Strand ist klein, am Rand stehen Palmen. Es gibt hier nichts zu wünschen. Ein Kindheitsparadies. Wie lange wird das währen?

Einmal, auf ihren einsamen Streifzügen durch den Wald, kreuzt eine riesige Boa ihren Weg. Schreiend rast sie davon in Richtung Haus und Meer, als endlich einige Männer erscheinen und der Schlange zu Leibe rücken. Ein Grauen erfüllt sie seitdem, wann immer sie eine Schlange sieht, sei sie auch noch so klein.

Ein anderes Mal, als sie vom Meer ins Haus geht, hört

sie herzzerreißendes Jammergeschrei aus den Tiefen des Hauses. Unter den Familienräumen befindet sich eine Mühle, in der Zucker aus Zuckerrohr gepresst wird. Im Souterrain drehen Sklaven Tag für Tag das Mühlrad. Normalerweise praktisch unbemerkt von der Familie des Plantagenbesitzers. Doch heute ist ein Mann, der auf dem sich drehenden Balken gesessen hatte, zwischen den Balken und das Mühlrad geraten und dort eingequetscht worden. Seine Schreie sind markerschütternd. Bis ans Ende ihres Lebens wird Julia sie nicht vergessen. Ihre Mutter lässt den Schwerverletzten nach oben bringen, wo sie ihm die Wunden verbindet und Mingao, einen Mais- oder Haferschleim, zubereitet. Seit diesem Tag klingt das beständige leise Mahlen des Mühlrades unter dem Boden der Familienzimmer für Dodo unheimlich.

Die hellsten Tage sind die der Kirchenfeste. Da gehen die Kinder an der Hand des Vaters in die kleine Kirche der Stadt. Der Vater ist ein stattlicher, ernster, respekteinflößender Herr mit Backenbart und hellem Haarkranz, von allen ehrfürchtig gegrüßt. Wie stolz ist das Mädchen, wenn es an seiner Hand durch die Straßen gehen kann. Grüßen all die Menschen nicht auch sie?

An Pfingsten zum Beispiel, da knien die Kinder mit ihren Rosenkränzen, plötzlich fliegen weiße Tauben in der Kirche ringsumher, ein Chor erklingt, ein wunderschöner heller Frauenchor, man sieht die Singenden gar nicht; ihre Stimmen klingen wie die von Engeln, denkt Dodo. Nur kurz sieht sie oben ein helles Frauenkleid, als sich eine Luke öffnet und die Tauben ins Freie fliegen. Was für ein heller Tag das war.

Aber auch hier gibt es das Grauen. Für Karfreitag haben die Gläubigen Judas Ischariot als große Stoffpuppe gebaut. Mit schrecklicher Grimasse und Kopf nach unten wird er unter wütendem Lärm der Menge durch die Straßen von Paraty geschleift. Fanatisch schlagen die Menschen auf die Puppe ein, bis sie endlich ganz zerfetzt ist.

Das alles prägt sich ihr tief in die Seele ein. Besonders eine Nacht. Sie ist wieder mal für ein paar Tage bei den Großeltern auf der Ilha Grande gewesen. Jetzt ist es Zeit, nach Paraty zurückzukehren. Die Großeltern begleiten sie nicht, die Eltern holen sie nicht ab, einige Schwarze werden sie hinüberrudern an diesem späten Abend, übers Meer. Es ist schon ziemlich finster, einer der Sklaven trägt das Mädchen mit den blonden Locken, vorsichtig setzt er seine nackten Füße von Stein zu Stein. Die Brandung ist stark, immer wieder werden die kleinen Felsen, auf die er tritt, von Wellen überflutet. Sie sind glitschig. Sehr vorsichtig tastet er sich mit dem wertvollen Gewicht auf dem Arm weiter. Dann sind sie endlich am Kanu, das von der starken Brandung hin und her geworfen wird. Die Wellen peitschen an die Bordwände. Sonst geschieht nichts. Das Meer, auf das der Großvater vor ein paar Tagen die kleinen Flammen geworfen hatte, liegt in großer Dunkelheit. Die Männer rudern das Mädchen sicher an Land, an ihren Strand, nach Hause.

Als Dodo gerade sechs Jahre alt geworden ist, ist ihre Mutter wieder schwanger. Ihr geht es nicht sehr gut, sie liegt jetzt meistens in der Hängematte mit Blick aufs Meer. Dodo bleibt in ihrer Nähe, bringt ihr, was sie sich wünscht. Dann irgendwann spielt sie am Strand oder anderswo, als ihr Vater zu ihr kommt, ihr Pai, er ist noch ernster als sonst. Er nimmt sie an die Hand, sie und ihren Bruder Nené. Dodo sträubt sich. Der ernste Pai soll sie nicht ziehen, es kann ja zu gar nichts Gutem führen. Sie will am Strand bleiben oder in ihrem Zimmer, in ihrer Welt, nicht da, wo ihr Vater sie mit sanfter Gewalt jetzt hinzieht.

Sie gehen ins Zimmer der Mutter. Und da hört plötzlich alles auf. Die Mutter liegt da mit geschlossenen Augen und bleich und starr und kalt, »umgeben von hohen, flammenden Kerzen; Haar und Körper mit Blumen geschmückt und im Arm ein ganz kleines totes Kind«.

Voller Grauen reißt Dodo sich von der Hand des Vaters los und stürmt weinend aus dem Raum, schaut sich nicht um, schaut nicht nach ihrem Vater. Später fragt sie sich, ob er eigentlich auch geweint hat am Bett der Toten. Sie weiß es nicht.

Die Welt ist die gleiche geblieben, die Bucht, die Palmen, das Zuckerrohr, die Rufe und Schreie aus dem Wald, der Bach hinterm Haus, die Sonne, die Austern, die Inseln, das Meer. Aber es ist vorbei. Die Mutter ist tot, das Geschwisterchen noch gar nicht richtig auf der Welt, schon kalt und bleich auf dem Bauch der toten Mutter. Alles ist erstarrt. Der würdevolle, strenge Vater ist zunächst ratlos. Dann aber fällt er einen Entschluss. Seine Tochter ahnt nicht, welchen. Aber dass ihr bisheriges Leben, die Sorglosigkeit, dass all das unwiederbringlich vorbei ist, das weiß sie wohl.

Der Vater kann so nicht weitermachen. Allein, ohne Frau, mit all den Kindern, fern seiner eigentlichen Heimat, das kann er nicht, das will er nicht. Er ist schockiert und dann entschlossen. Das Leben hier ist erst einmal vorbei, eine Lebensepoche beendet. Er will alles loswerden. Das Land, das Haus, die Sklaven, Gold, Silber, Werkzeuge, die zehn Sklavenhütten, alles bietet er zum Verkauf. Ein Jahr nach dem Tod seiner Frau ist der Handel vollzogen. Der Strand, die Bucht, das herrliche Haus – all das gehört ihm nun nicht mehr. Er ist frei für ein neues, anderes Leben. Nur die Kinder binden ihn noch.

Im April 1858 besteigt er mit seinen Kindern und der schwarzen Sklavin Anna ein französisches Segelschiff. Es geht in seine alte Heimat, so viel wissen die Kinder wohl. Aber was das bedeutet, wie lange sie bleiben, das wissen sie nicht.

Die Meerfahrt ist vor allem ein Abenteuer. Julia erinnert sich später an die fliegenden Fische, die sie von Deck aus sieht, den Pottwal, die Haie, die das Schiff umkreisen, den Schwertfisch, den die Matrosen erlegen und heraufziehen. Bei starkem Seegang werden sie von ihrer Anna auf Deck gelegt und mit dem Reisemantel des Vaters zugedeckt. »Dann«, so erinnert sie sich später, »durften die mächtigen Sturzwellen kommen und auf die Kinder niederklatschen!«

Wie herrlich die Äquatortaufe, die Matrosen verkleiden sich als Affen und wilde Männer und spritzen mit wassergefüllten Schläuchen alle, Erwachsene und Kinder, bis auf den letzten Faden nass. Da hilft kein Versteck, kein Bitten, kein Kreischen. Alle werden getauft. Der kleine Bruder Nené wird sogar in eine mit Wasser gefüllte alte Mehltonne gesteckt und läuft danach nass und weiß umher.

Einmal, bei einem besonders heftigen Sturm, wäre Nené beinahe aus einer Luke ins Meer gestürzt, wenn ihn nicht ein Steuermann in letzter Sekunde am Kittelchen zurück an Deck gezogen hätte.

Wenn es nicht stürmt und das Meer ruhig ist und nicht bedrohlich, ist Zeit, sich für kommende stürmische Zeiten abzusichern. Julia nennt es einen Aberglauben, es ist aber auch eine Erinnerung an die katholische Religion ihrer Mutter, wenn die Matrosen sie auffordern, den Schatten der Madre de Deus, der Mutter Gottes, auf dem Meer zu suchen und zu finden. Denn nur, wer auf der Oberfläche des Meeres die Umrisse der Gottesmutter sieht, ist geschützt vor der Urgewalt des Meeres auf dieser Überfahrt. Julia schaut und schaut. »Dort!«, zeigen die Matrosen und deuten ins Blau, bis es ihr endlich gelingt, in den hüpfenden Wellen ein zerrissenes dunkelblaues Gewand und vielleicht so etwas wie einen Oberkörper zu sehen. Ist sie nun sicher? Es ist wohl so. Wohlbehütet kommen sie zwei Monate nach der Abfahrt in Brasilien im Hafen von Le Havre an.

Dann geht es weiter nach Hamburg, wo der Vater den Kindern zum Willkommen in seinem Vaterland Spielsachen kauft und neue Kleider, damit sie bei der Ankunft in Lübeck nicht noch mehr auffallen, als es ohnehin schon zu erwarten ist. Mit der Postkutsche fahren sie zum endgültigen Ziel, nach Lübeck.

Das mit dem Nichtauffallen hat natürlich nicht geklappt. Die Kinder trugen Panamahüte, sie hatten ihre schwarze Sklavin Anna dabei und den würdevollen Pai. Nein, so eine lustige Familie hatte die Stadt noch nicht gesehen. Johlend liefen die Kinder Lübecks hinter der exotischen Gruppe her und lachten. Um sie irgendwie zu beruhigen und loszuwerden, warf die brasilianische Familie Süßigkeiten in die jubelnde Menge.

Was für eine fremde, neue Welt, dieses Lübeck, die gegiebelten Häuser, die blassen Menschen, die unverständliche Sprache. Julia und ihre Geschwister lernen ihre Großmutter kennen und Vaters Bruder Eduard und dessen Frau Emma. Eine Großtante soll sich vor ihrer

Ankunft ungeduldig auf Plattdeutsch erkundigt haben: »Wann kamen denn nu Ludwig sin lütten Swatten?« Man hatte ja keine Ahnung, wie die brasilianischen Sonnenkinder so aussehen würden.

Für Julia gab es vor allem viel zu staunen. Sie wohnten zunächst bei der stets lustigen, freundlichen, gut gelaunten Großmutter, der »Großmai«. Der Vater ging dann mit ihnen zu einer buckligen Dame namens Therese, die, wie er sagte, nun ihre Pflegemutter sein sollte und bei der die Mädchen wohnen sollten. Julia fühlte sich bei ihr sogleich geborgen. Sie verstand zwar kein Wort in diesem neuen Land und sie vermisste ihre alte Welt, aber sie würde sich eingewöhnen. Solange die Geschwister, solange der Vater bei ihr waren und Anna, die ihr vertraut war seit ihrer Geburt.

Aber dann dieser Morgen. Anna weckt sie heftig weinend. Die Kinder schrecken auf, was ist denn los? Sie sagt, sie sollen leise sein, sie dürfe es ihnen nicht sagen, der Vater habe es ihr strikt verboten, aber sie müsse es nun einmal sagen, sie müsse sich verabschieden von ihnen, vielleicht für immer. Jetzt gleich, heute früh noch, segele sie zusammen mit dem Pai zurück in die Heimat, zurück nach Brasilien.

Die Kinder können es nicht glauben. Sie schreien, sie jammern, sie klammern sich an Anna fest, es ist ja ganz unmöglich, niemals würde ihr Pai sie hier allein zurücklassen, noch dazu, ohne ihnen ein Wort zu sagen. Doch es ist genau so. Der Vater kommt herein, noch strenger und kühler als sonst, er schimpft mit Anna, dass sie sich seinen klaren Anweisungen widersetzt hat. Jetzt hat er hier den Ärger mit den weinenden Kindern. Genau das hat er doch um jeden Preis vermeiden wollen.

Doch es ändert nichts. Anna und er brechen an diesem Morgen auf und lassen die Kinder zurück. »So weit dahinten, jenseits des großen Meeres lag das Land, aus welchem sie gekommen waren – dahin wollte nun Pai ohne sie zurück?«, schreibt Julia später.

Die Mutter tot, das Paradies verlassen, der Vater fort, die vertraute Anna auch. Allein mit den Geschwistern in dieser völlig neuen, fremden Welt, niemand, der ihre Sprache spricht, kein Urwald, keine Kolibris. Julia Bruhns ist sieben Jahre alt. Ein traumatisiertes Mädchen.

»Welche Kontraste schnitten nun in Manas und Dodos Leben ein! Die sonnige Heimat, wo sie in ungezwungenem Dasein meist in der prachtvollen Natur ihre früheste Kindheit verbrachten; die Liebe ihrer Mai, ihrer Anna, der Großeltern auf der Ilha und aller, die sie drüben als kleines Kind gekannt und mit denen sie gespielt hatten – das lag nun für immer weit dahinten; und jetzt, wie auf eine andere Welt versetzt, traten fremdes Land, Klima, Leute, Sprache und Sitten an sie heran.«

Sie wird ihren Weg machen in Lübeck, sie hat ja keine Wahl.

Die bucklige Therese Bousset, in deren Pensionat sie aufwächst, mag sie gern. Die Großmutter ist zauberhaft. Auch die Tante und den Onkel mag sie, selbst wenn Onkel Eduard sie eines Tages, nachdem sie aus Angst vor dem Teufel »Diabo! Diabo!« geschrien hatte, so lange prügelt, bis ihre Teufelsfurcht, die, wie er sagt, durch Erziehung im Dschungel in sie gefahren ist, ihr endgültig ausgetrieben ist. Dieser Onkel wurde »ihr Lieblingsonkel«, schreibt sie.

Das Schönste in diesen Jahren: das Meer. Wenn die anderen Kinder aus der Pension im Sommer zu ihren Eltern fahren, um mit ihnen gemeinsam die Ferien zu verbringen, reist Julia zusammen mit ihrem Bruder Manuel, ihren anderen Geschwistern und Therese an die Ostsee nach Travemünde. Das ganze Jahr freut sie sich darauf. Palmen gibt es keine, auch keine Tukane, Urubus, und der Wald hier oben ist merkwürdig still. Aber das Meer ist das Meer. Das Meer ist Heimat und das Wasser hier ist auf ferne, verzauberte Weise mit dem auf der anderen Seite des Globus in ihrer Heimatbucht verbunden. Bei jedem Wetter und schon morgens vor sechs Uhr macht sich Julia auf an den Strand, um zusammen mit Manuel die Erste zu sein, die einen Badekarren ergattert. Die sind schon früh ins tiefere Wasser hinausgezogen worden, und mit einem Kahn rudert man vom Steg aus bis an den Karren heran. Dann ist Herrlichkeit, schwimmen, springen, tunken, spritzen, tauchen. Wenn sie fertig sind, ziehen sie an einer Glocke und ein Bootsmann holt sie ab und bringt sie sicher ans Ufer. Auch bei Sturm und Wellen sind sie hier draußen, die Karren sind dann etwas dichter am Ufer, aber Baden ist immer, Meer ist immer, Spaß ist immer. Und so groß sind die Wellen ja nun auch wieder nicht.

Nach dem Frühstück gehen sie mit Therese in die Parkanlagen hinter dem Kurhaus, um dem Frühkonzert zu lauschen, das immer mit einem Choral beginnt, dann lesen sie, machen Hausaufgaben, Handarbeiten und schließlich geht es wieder ins Meer. Manchmal reiten sie wie Sancho Pansa auf einem störrischen Esel am Strand und am Kurhaus vorbei. Abends sitzen sie mit Therese in der großen Glasveranda gegenüber dem Wald und lesen vor. Am meisten Eindruck auf sie macht die Geschichte von Undine, das Findelkind aus dem Meer, das seelenlose Wassermädchen, dessen Vater, der Wasserfürst aus dem Mittelmeer, es einst fortgeschickt hatte, die Liebe zu finden und eine unsterbliche Seele zu gewinnen. Julia liebt diese Geschichte und schaudert auch davor, vor der Rache, die Undine an ihrem geliebten Huldbrand übt, der in ihren Armen unter Küssen und Tränen stirbt. Und sie fürchtet sich vor dem Wassergeist Kühleborn, Undines Onkel in Wasser- und in Menschengestalt, der das Wasser anschwellen lassen kann und als einer der Elementargeister im Wald lebt. Und den Undine aus ihrer glücklichen

Welt für immer zu vertreiben sucht, indem sie einen Stein auf den Brunnen wälzt, den einzigen Zugang zu ihrer Welt. Kühleborn – wie schrecklich und furchteinflößend findet sie den jedes Mal aufs Neue. »Wenn die Rede von ihm war, schaute sie, in unheimlichen Gedanken verloren, scheu in die dunklen Bäume hinüber und bildete sich ein, in einem derselben die Riesengestalt des Wassergeistes zu erkennen.« Viele Jahre später wird sie hier in Travemünde in einem ähnlich gelegenen Haus, dem Wäldchen gegenüber, ihren Kindern das Märchen von Undine vorlesen. Und auch die werden sich lange daran erinnern.

Die kleine Julia träumt sich oft fort aus der Welt. In den Märchen, die sie hört und liest, und vor allem auch im Theater und in der Musik. Sie spielt Klavier, sie spielt es sehr gut, spielt lange, ganz freiwillig, komponiert bald selbst kleine Stücke, geht früh in die Oper, ins Theater, will unbedingt, das ist ihr erster Wunsch, »Theaterdame« werden, so nennt sie das. Schauspielerin, in andere Leben schlüpfen, andere Welten, sie steht oft in der Gartenlaube und singt die Opern, die sie zuvor gehört hat. Egal, ob sie Zuschauer hat oder nicht. Die Laube ist ihre Bühne.

Doch die sonst so freundliche und zugewandte Therese Bousset ist in der Sache »Theaterdame« kompromisslos, kalt und klar: »Therese aber hat ihr kurz den Gedanken abgeschnitten, gesagt, sie dürfe keine Lust zu so etwas haben, sonst würden Pai und Großmai, Therese, Oncles und Tanten sehr traurig.« Ihre ganze Welt, alle, die ihr etwas bedeuten also. Und nicht nur den Beruf zu ergreifen, ist verboten, sondern schon, Lust darauf zu haben. Julia schreibt: »Von da an betrachtete Dodo die Sache als für sie unmöglich und erledigt.«

Julia war folgsam. Was sollte sie auch tun? Sie war hier falsch in dieser Welt. Es störte sie, dass man es ihr nicht sofort ansah. All ihre Geschwister hatten brasilianisch-dunkles Haar, nur sie war blond, als gehöre sie hierher. »Auf entsetzliche Weise mit Ölen« tränkt sie ihre Haare, damit sie dunkler werden, wie die ihrer Mutter, wie die ihrer Geschwister. Mit den Jahren dunkeln die Haare ganz von selbst nach und werden tiefbraun.

Die Einsamkeit wird immer größer. Als sie vierzehn ist, stirbt ihre über alles geliebte Großmai. Auch von diesem Menschen muss sie Abschied nehmen. Auf entsetzliche Weise erinnert sie die Tote hier in Lübeck an ihre Mutter und den für immer unvergesslichen Schreckensmoment, als ihr Vater sie an deren Totenbett gezerrt hatte. Dieser plötzliche Ernst, die eingefallene Brust, die mageren Hände, das bleiche Gesicht, dazu ein schneeig-seidenes Gewand. Das alles, diese kalte Gestalt, hat nichts mehr mit dem Menschen zu tun, den sie liebt. Und immer hat sie Angst, dieser kalte, weiße Mensch könnte plötzlich die Augen aufschlagen oder ein Glied rühren. Auch dieses Totenzimmer verlässt das Mädchen fluchtartig.

Ihr geliebter großer Manuel wurde inzwischen vom Vater nach Brasilien gerufen. Es wurde immer einsamer um sie herum. Zur Freundin hatte sie nur eine, Josefa, die wie Julia früh aus ihrer fernen Heimat gerissen wurde. Josefa kommt aus Mexiko und spricht Spanisch. Ihre Fremdheit verbindet die Mädchen.

Aber sie hat das Gefühl, dass Freundschaften ohnehin nicht helfen gegen das Gefühl der Einsamkeit und der Verlassenheit. Außerdem werden auch die Freundinnen und die Freundschaften nicht bleiben. Und was dann? Wie groß wird die Verlassenheit dann sein? »Hauptsächlich aber empfand sie, daß tausend Freundinnen ihr die Liebe, welche mit Mutter und Großmutter und mit den Großeltern ›drüben‹ ihr so früh entrissen wurde, nicht ersetzen könnten; daß vielmehr Freundschaften wie Seifenblasen vergänglich seien. Sie ließ alle Mädchen mehr oder minder interesselos an sich herankommen, und sie kamen.« Aber es war eine Kälte um sie herum. »Herrschsüchtig«, »eingebildet«, »selbstständig« lauteten die Vorwürfe anderer Mädchen gegen sie. Dabei waren es Angst und Traurigkeit, die sie die Freundschaften fliehen ließ.

Ihre Hoffnung war schon bald: raus aus der Kindheit, möglichst schnell. So gern sie Therese mochte und ihre Mütterlichkeit, aber ihre ältere Schwester war schon konfirmiert und verließ das Heim, auch der nächste Bruder wurde vom Vater nach Brasilien geholt, sie war ausgeliefert, machtlos, allein. Der frühe Entschluss zur Konfirmation war ihr Entschluss zum Erwachsenwerden. Dass sie überhaupt die Religion ihrer Mutter abgelegt und zum Protestantismus übergewechselt war, hatte ihr großer Bruder entschieden. Mit ihm und seinem Übertritt war die Entscheidung für die neue Konfession für alle Geschwister gefallen. Dann endlich kam der Palmsonntag heran, der Tag ihrer Konfirmation. Sie erfuhr ihren Segensspruch und war schockiert. Sie liebte Jesus, sie war entschlossen, seinen Geboten zu folgen und natürlich vor allem ihrem persönlichen Segensspruch. Doch der lautete so: »Wer mich liebhat, der verleugne sich selbst, nehme sein Kreuz auf sich und folge mir nach!« Was sollte das? Warum für sie dieser Spruch? Jeder kannte doch ihre Geschichte, jeder wusste doch, dass ihr Leben hier eine einzige verzweifelte Anpassung war an ein Leben, das nicht ihres war, eine Welt, die nicht ihre war. Sie verleugnete sich doch schon längst, so gut es ging. Sie konnte es nicht fassen: »Warum bekam *sie* ihn!« Und fügte hinzu: »*Jetzt* nahm sie ihn ernst; sie glaubte nicht, versprechen zu können, daß sie die Kraft haben würde, dem Heilande im Leiden nachfolgen und sich selber verleugnen zu können.«

Doch sie wird die Kraft haben. Es ist der Segensspruch ihres Lebens. Oder auch ihr Fluch: Verleugne dich selbst.

Dann sind auch die beiden jüngeren Brüder zurück in Brasilien, vom Vater gerufen. Die Mädchen werden nicht gerufen. Sie müssen bleiben. Ihre Schwester Mana heiratet einen Sohn aus der Familie Stolterfoth, die ein großes Gut hat und die die Schwestern gern besuchen. Es ist ein freies Leben dort auf dem Land, es sind sieben Geschwister. Julia fühlt sich hier immer ein wenig an ihre sorglose Kindheit zu Hause erinnert. Auf Manas Hochzeit verliebt sich Julia schrecklich in den Bruder des Bräutigams, in Paul. Und er liebt sie auch. Jetzt könnte alles gut werden. Wer sollte etwas dagegen haben? Schließlich waren seine Eltern und auch der strenge Pai mit der Hochzeit der Geschwister einverstanden gewesen. Dass die Stolterfoths kein großes Vermögen haben, keine respektierten Großkaufleute sind – wen soll es stören? Ihn. Den strengen Pai. Offenbar hat er nicht vor, beide Töchter an Habenichtse aus dem Hause Stolterfoth zu verlieren. Und außerdem, so können wir vermuten, liegt dem Vater da schon eine andere Anfrage vor. Oder er hofft auf eine solche. Julia ahnt von nichts. Julia ist verliebt und voller Vorfreude.

Mit aller Macht will sie aus der Kindheit hinaus und in die Ehe hinein. Sie denkt, dass es nichts Schlimmeres gibt auf der Welt, als ledig zu bleiben. Später erfährt sie, dass sie sich da geirrt hat, sie schreibt (wieder über sich selbst in der dritten Person): »Mit der Zeit aber lernte sie einsehen, daß es Schlimmeres gibt.«

Bevor dieses noch Schlimmere eintritt, reist der alarmierte Vater aus Brasilien herbei. Vorher hat er noch prachtvolle Geschenke und Ausstaffierungen für die Tochter gekauft, feinste Reisekleider und »von Paris hatte er ihr einen schönen Holzkasten mit einem Dutzend Jouvin-Handschuhen und viele buntfarbig gestreifte und einfarbige Gürtelbänder, die zu ihrer goldenen Schließe und dem weißen Mullkleide paßten, gebracht«.

Es schien ein wenig so, als solle die junge wunderschöne Frau meistbietend versteigert werden. Vor allem aber galt es erst einmal, mit aller Gewalt die Bande, die sie zu diesem Paul vom Land geknüpft hatte, zu zerreißen. Therese Bousset hatte bereits unzweideutig mit dem Bewerber gesprochen: »Lieber Paul, du bist nichts, du kannst nichts, du hast nichts, übrigens ist Julia an Herrn Konsul Mann versprochen, also laß die Finger von dem

Mädchen.« So erinnert sich später Julias Cousine Ella in ihren Aufzeichnungen. Hier fällt auch zum ersten Mal der Name des späteren Ehemanns. Julia selbst wird ihn in ihren Erinnerungen nicht erwähnen.

Sie schreibt, der Vater habe sie, um ihre »festgefaßte ›Neigung‹ vergessen zu machen«, spazieren geführt. Drei Wochen fährt er mit ihr fort, in die Schweiz, nach Frankreich, sie gehen in die Berge, auf gefährlichen Touren klettert sie hoch und immer höher, der Vater ruft sie zurück, aber Julia liebt die Gefahr. Sie reiten auf Pferden bis zur Spitze der Gemmi im Berner Oberland. In Leukerbad beobachtet sie die Kranken in ihren warmen, dampfenden Gemeinschaftsbädern. »Auf Dodo machten sie den Eindruck, als seien es Gefangene, die verurteilt seien, hier ihr Leben zu beschließen.«

Sie selbst ist verurteilt, hier ihr bisheriges Leben, ihre Liebe zu vergessen. Sie fahren nach Luzern, an den Zürichsee und sie besuchen Verwandte, die wegen eines Lungenleidens in einem Sanatorium sind. Doch Vater und Tochter bleiben nur kurz.

Als sie endlich nach Lübeck zurückkehren, ist Julias Liebe zu Paul überhaupt nicht verschwunden. Dafür aber Paul. Den hatte man unterdessen nach Genua geschickt, später nach Riga, wo er blieb. Julia hat ihn nicht wiedergesehen, schreibt sie, »bis sie Frau und Mutter war«. Und fügt hinzu: »Da gingen sie aneinander vorbei.«

Über die Reise schreibt sie: »Und dem Pai hat sie sehr für die schöne Reise gedankt.« Verleugne dich selbst …

Ihre Erinnerungen, die sie viele Jahre später schreibt,

enden kurz darauf. Sie beschreibt noch, wie ein hässlicher, unansehnlicher, ungeliebter Bewerber nach dem anderen auf Bällen an sie herantritt. Und endet schließlich so: »Und auf einigen dieser Bälle, einem Polterabend und Hochzeit, sah sie ihren künftigen Gatten. Da war sie sechzehneinhalb Jahre alt, und ihr Schicksal war besiegelt.«

Das klingt nach dem angemessen grauenvollen Schlusspunkt einer fatalen Jugend. Nach der logischen Konsequenz des Aufwachsens in einer Welt, die nicht ihre war, in die sie sich, unter Aufbietung aller Selbstverleugnungskräfte, einzufügen hatte. Die Heirat mit Paul wurde ihr verboten. An dessen Stelle trat dieser andere Mann, der sich für sie entschieden hatte. Ein stattlicher Mann, mit gezwirbeltem, parfümiertem Schnurrbart und feinen englischen Anzügen, der russische Zigaretten rauchte und einer der angesehensten und reichsten Männer der Stadt war: Konsul Thomas Johann Heinrich Mann, mehr als zehn Jahre älter als seine Braut. Eine, wie man so sagt, ausgezeichnete Partie.

Schon mit dreiundzwanzig hatte der Konsul nach dem frühen Tod seines Vaters die Leitung des Unternehmens übernommen. Seine beiden Halbbrüder aus des Vaters erster Ehe wurden übergangen. Es gab familiäre Konflikte. Seine Schwester Elisabeth hatte einen Betrüger geheiratet und viel Geld verloren. Doch das Unternehmen florierte, der Konsul galt als tüchtiger Mann. Und die Stadtgesellschaft hatte sich schon zu wundern begonnen, warum er so lange zögerte, sich zu verheiraten. Vielleicht hatte er auf Julia gewartet. Jeder in der Stadt kannte sie ja, Julia da Silva-Bruhns, das Mädchen aus Brasilien. Sie galt als die schönste Frau der Stadt. Vermögend war ihr Vater auch, eine Respektsperson aus Lübeck, die am anderen Ende der Welt ihr Glück gemacht hatte.

Fast scheint es so, als mussten diese beiden Menschen geradezu heiraten, wenn es in Lübeck damals mit rechten Dingen zugehen sollte. Nur ein kleiner Zweifel war da bei den Leuten: War sie nicht doch irgendwie etwas zu exotisch? Zu fremd? Nicht ganz von hier? Und sprach diese etwas exotische Frauenwahl nicht doch etwas gegen den Konsul? Würde er, wenn er so ganz gesund und stabil, heimatfest und lebensfroh und hanseatisch-geschäftig-kühl wäre, nicht doch eine Frau so ganz und gar von hier gewählt haben? Vielleicht, vielleicht … Immerhin hatte man in Lübeck nun etwas zu reden, etwas zu zweifeln, etwas zu staunen, etwas zu beobachten.

Vor allem über diese Frau, diese fremde Frau musste man sprechen, da musste man sich doch einfach nur ihre Augen ansehen: »Man traute diesen Augen nicht. Sie blickten seltsam, und was etwa in ihnen geschrieben stand, vermochten die Leute nicht zu entziffern. Diese Frau, deren Wesen so kühl, so eingezogen, verschlossen, reserviert und ablehnend war und die nur an ihre Musik ein wenig Lebenswärme zu verausgaben schien, erregte unbestimmte Verdächte. Die Leute holten ihr Bißchen verstaubte Menschenkenntnis hervor, um sie gegen Senator Buddenbrooks Gattin anzuwenden. Stille Wasser waren oft tief.«

Julia war siebzehn, als sie den Konsul heiratete, er neunundzwanzig. Ihre Hochzeit war für Julia eine Befreiung, eine Art Glück, auch wenn es nicht der geliebte Paul war, den sie heiraten durfte. Aber sie war nun frei auf eine Art. Sie konnte ins Theater gehen, wann immer sie wollte, Konzerte besuchen, Klavier spielen, über Hausangestellte verfügen. Sie zog mit ihrem Mann in eine prächtige Wohnung, bald würden sie natürlich ein Haus kaufen. Sie gab Feste, sie zeigte sich der Stadtgesellschaft in herrlichen Roben und ihr Mann, der Konsul, der selbst auf wundersame Art auf seine perfekte Kostümierung achtete, bewunderte sie dafür.

Es war dann aber auch mit dieser Art von Freiheit bald vorbei. »Nur ein und ein halbes Jahr lang dauerte nach Dodos Konfirmation ihre Mädchenzeit – dann fügte es sich, dass die Pflichten der Hausfrau und Mutter begannen«, schreibt sie. »Es fügte sich«, so heißt das dann bei ihr.

Was sich da fügte, war die Geburt ihres ersten Sohnes Heinrich, namensgleich mit seinem Vater und als Erstgeborener potenzieller Firmenerbe. Das war am 27. März 1871. Und dass ihr die Geburt dieses Sohnes nicht passte, das mutmaßt Heinrich später selbst in seinem Roman »Eugénie oder die Bürgerzeit«, in dem er einen kleinen Jürgen beschreibt, Sohn des namensgleichen Konsuls Jürgen West und dessen Frau Gabriele. Die Mutter liebt ihn nicht, wollte ihn nicht. Er hat Angstträume, dass sie ihn einfach verlässt. Einmal lässt sie ihn wirklich allein in einer Gastwirtschaft zurück, um mit einem Mann auf Kutschfahrt zu gehen. Bei ihrer Rückkehr beschimpft sie ihren Jungen noch: »Sie rief, ohne den Wagen zu verlassen, unwillig seinen Namen. Er erschrak, wollte sich anfangs noch verstecken, erkannte die Unmöglichkeit und lief herbei wie das gute Kind, als das er sich nicht fühlte. Seine Mutter drohte: ›Soll ich es Papa sagen?‹ – worauf Jürgen nicht mehr zu atmen wagte.« Heinrich Mann hat diesen Jürgen später als autobiografische Figur benannt.

Heinrich Mann hat viele Jahre später auch ein Bild von sich und seiner Mutter gezeichnet. Eine Flirtszene mit Kindern. Sie sitzt im Garten, in einem Schaukelsessel, stark geschminkt, ein Fächer in der Hand, sie liegt fast in dem Sessel, blickt zur Seite. Ihr gegenüber sitzt ein Offizier mit durchgedrücktem Rücken und blickt sie fragend, staunend, bewundernd an. Heinrich selbst hat sich davor im Blumenbeet liegend gemalt, es ist das Jahr 1875, er ist vier Jahre alt. Im Haus im Hintergrund kann man durch das Fenster ein Baby in seinem Bettchen sehen, unbeachtet von der Welt ringsum.

Das ist der Neue, der Zweitgeborene, der kleine Bruder, das ist Paul Thomas Mann, geboren am 6. Juni 1875. Warum wurde er Paul getauft? Nach Paolo, einem der Brüder der Mutter? Oder doch eher nach dem verbotenen Paul oben in Riga? Wir wissen es nicht, der Name verschwand bald aus dem Bewusstsein, der Junge wurde von allen Tommy genannt oder Thomas, in Momenten, in denen Strenge nötig war.

Dass zu seiner Geburt die Planeten sich in einer Glückskonstellation befanden, hat er später stolz beschrieben: »Der Planetenstand war günstig, wie Adepten der Astrologie mir später oft versicherten, indem sie mir auf Grund meines Horoskops ein langes und glückliches Leben sowie einen sanften Tod verhießen.« Und er war dann auch ein sanftes, ruhiges Kind, ein Träumer, der nichts so liebte wie den Schlaf. Er hatte wohl, soweit er sich später zurückerinnern konnte, immer schon eine Neigung dazu, eine Liebe zum Schlaf. Aber zu einer echten Leidenschaft wurde es an jenem Abend, an dem ihm seine Mutter das Märchen vom Mann ohne Schlaf erzählte. Ein sonderbares Märchen, keiner sonst kannte es, vielleicht hat sie es sich ausgedacht. Darin geht es um einen Mann, der so eifrig und fleißig und verbissen arbeitete, dass er eines Tages den Schlaf verfluchte und ein Engel kam und ihm die Erfüllung des

Wunsches gewährte: »Er hauchte auf seine Augen, dass sie wie graue Steine in ihren Höhlen wurden und sich niemals mehr schlossen. Wie dieser Mann sein Verlangen bereut, was er ausgestanden als einzig Schlafloser unter den Menschen, wie er, ein traurig Verdammter, sein Leben hinschleppt, bis endlich der Tod ihn erlöste«. Das machte tiefen Eindruck auf den kleinen Tommy, der in einem kleinen Gitterbettchen mit grüner Gardine lag. »Ich weiß, dass ich am Abend jenes Tages kaum erwarten konnte, in meinem Bettchen allein gelassen zu werden, um mich an die Brust des Schlafes zu werfen, dass ich nie inniger geschlafen habe als in der Nacht, nachdem ich jener Geschichte gelauscht.«

Dass aus diesem Tagesflüchtling und Dämmerfreund kein fleißiger, guter Schüler werden konnte, war wohl früh schon allen klar. Die wahre Inbrunst des Schlafes hat er, so erinnert Thomas Mann sich später, erst mit Schulbeginn kennengelernt. Er hasste die Schule, hasste die Anforderungen des Tages, die das Institut an ihn stellte, und je mehr er darunter litt, desto besser schlief er. Am besten und tiefsten in der Nacht von Sonntag auf Montag. Und auch später im Leben schlief er am besten, wenn er unglücklich oder verzweifelt war, wenn »Menschenekel mich ins Dunkel scheucht«.

Der Schlaf, das Bett, das ist für ihn die Welt der Mutter, von Beginn an. Es ist die Welt, in der wir »warm, unbewusst und mit emporgezogenen Knien wie einst im Dunkel des Mutterleibes, wieder angeschlossen gleichsam an den Nabelstrang der Natur, Nahrung und Erneuerung an uns ziehen auf geheimnisvollen Wegen …«.

Und seine Liebe zu der Landschaft, die wir hier beschreiben wollen und die die Grundliebe seines Lebens war, die liegt auch hier, in der Liebe zum Schlaf und zum Vergessen und zur träumerischen Rückkehr in den Mutterleib begründet. Mehr noch, sie ist eins mit ihr. Und das Bett, es ist der Ort vollkommenen Glücks: »Ist es nicht wie ein Zaubernachen, der über Tag verdeckt und unscheinbar seinen Winkel einnimmt, und in dem wir jeden Abend hinausschaukeln auf das Meer des Unbewußtseins und der Unendlichkeit?

Das Meer! Die Unendlichkeit! Meine Liebe zum Meer, dessen ungeheure Einfachheit ich der anspruchsvollen Vielgestalt des Gebirges immer vorgezogen habe, ist so alt wie meine Liebe zum Schlaf.«

Der kleine Paul Thomas Mann war ein Träumer, ein Schlafprinz in seiner eigenen Welt. Auf einem frühen Bild sehen wir ihn mit großen verträumten Augen, vom Fotografen in hellkariertem Hemdchen auf einen Heuballen drapiert, in irgendeine Ferne blicken. Da ist er vier Jahre alt. Vom großen Bruder Heinrich gibt es ein Bild im selben Alter, da steht er zwischen den Beinen des versonnen stolz lächelnden Vaters, der ihm eine Hand halb zärtlich, halb besitzergreifend auf die Schulter legt. Das Mäntelchen hat der Junge hochgeschlossen. Er schaut leidend, traurig in die Welt. Heinrich war der Erste. Der kommende Erbe, der kommende Konsul. Noch legte man ihm seine Zukunft nur sacht und andeutungsweise als kleine Last auf seine Schultern. Aber die wird noch größer werden.

Tommy, der Träumer, war von Anfang an etwas freier als der große Heinrich. Klar, auch ihn versuchte der Vater zu einer gewissen Männlichkeit zu erziehen. Beziehungsweise war »Erziehen« in einem großbürgerlichen Kaufmannshaushalt im Lübeck im vorvorletzten Jahrhundert natürlich nicht Sache des Familienoberhaupts. Aber: Beispiel geben, angemessenes Spielzeug, angemessene Verkleidungen schenken lassen, die für die Söhne vorgesehene Rolle möglichst perfekt vorspielen – das waren des Konsuls Möglichkeiten, auf den Nachwuchs Einfluss zu nehmen. An Spielzeug hat es den Mann-Kindern wahrlich nicht gefehlt. Kleine Besucher staunten über das mit allen Herrlichkeiten vollgestopfte Kinderzimmer, das sich Heinrich und Thomas teilten.

Doch die Geschenke, die nach des Konsuls Geschmack gewesen sein dürften, die Männergeschenke, die fanden bei Tommy wenig Anklang. Eine Ritterrüstung komplett mit Visierhelm, Lanze, Schild, schön und gut. Mit der kleinen Armee von Bleisoldaten spielte er ohne rechte Leidenschaft, außerdem störten ihn »die dicken Zapfen«, die sie zwischen ihren O-Beinen trugen. Eine Husarenuniform, die dem schläfrigen Prinzen extra angemessen wurde, trug er ungern. »Militärische Maskerade« – nichts für ihn.

Wie herrlich dagegen das Schaukelpferd Achill: »Als ich es zum Geschenke erhielt, wollte es mir in seiner lebensvollen Größe wie ein schöner Traum erscheinen. Elegant gesattelt und gezäumt, hatte es das natürliche kindlich-rauhe Fell eines Fuchs-Ponys – es *war* ein Fuchs-Pony in ausgestopftem Zustande – und die treuherzigsten Glasaugen von der Welt. Nicht aus Rittersinn liebte ich es, das weiß ich wohl, sondern aus Sympathie mit seinem Fell, seinen Hufen und Nüstern.«

Ein Pferd wie ein Traum. Ideal für die Lieblingsbeschäftigung des schlaffreudigen Jungen: die Nacht in den Tag zu verlängern. Das war schon früh ein Leichtes für ihn. Aufzuwachen und den Traum jenseits des Zaubernachens einfach fortzuleben. Am liebsten als Prinz oder als Kaiser, als Königliche Hoheit, als irgendein Auserwählter. Das Beste an dem Spiel war, dass einen dabei niemand stören konnte. Niemand konnte die Traumwelt durch verständnisloses Nachfragen oder schnöde Wirklichkeitskontrolle zerstören. Denn entweder informierte er die Welt gar nicht darüber, dass er heute ein Prinz war. Das ging dann so: »Ich kleidete mich in eine gewisse liebenswürdige Hoheit und ging umher, stolz und glücklich in dem Geheimnis meiner Würde.«

Oder aber er informierte »seine Angestellte«, das Kindermädchen, das für ihn zuständig war, über seine hohe Stellung des Tages. Das Kindermädchen musste dann beim Publikum, den Lübecker Passanten, denen man unterwegs begegnete, für die gebotene Unterwürfigkeit sorgen. Dies eigene Erleben hat er seinem späteren Hochstaplerhelden Felix Krull mitgegeben, der vor Rührung über die hohe Würde seiner eingebildeten Herrscherrolle Tränen vergießt. So gut spielt er. Er glaubt sich selbst: »Still und ergriffen von meiner Betagtheit und hohen Würde, saß ich im Wägelchen; aber meine Magd war gehalten, jeden Begegnenden von dem Tatbestande zu unterrichten, da eine Nichtachtung meiner Schrulle mich aufs äußerste erbittert haben würde. ›Ich fahre hier den Kaiser spazieren‹, meldete sie, indem sie auf unbelehrte Weise die flache Hand salutierend an die Schläfe legte, und jeder erwies mir Reverenz.«

Kein Wunder, dass das beste Geschenk für die Brüder ein Puppentheater war. Heinrich bekam es früh zu Weihnachten, liebte es eine Weile, aber doch nicht so lang und inbrünstig wie sein kleiner Bruder. Außerdem war das gemeinsame Spielen nicht ganz leicht, da eigentlich jeder König sein wollte und Regie führen auch. Zum Glück waren schon bald zwei Schwestern hinzugekommen. Die nahmen, solange sie klein waren, gern Anweisungen von wechselnder Seite entgegen. Und wenn Heinrich mal wieder Regie führte, schaute Thomas eben zu und lernte dabei oder schmollte. Aber die beste Zeit mit diesem Puppentheater war für Thomas letztlich doch, als Heinrich endlich das Interesse verlor und auch die Schwestern anderes zu tun hatten und er ganz allein und für sich hinter verschlossenen Türen Theater spielen konnte, Regie führen, König spielen und den ungeheuren Applaus genießen. Das unsichtbare Publikum war immer fantastisch, es jubelte dem König zu und dem Regisseur, der ganzen traumhaften Theaterwelt. Und niemand störte. Niemand zweifelte die Majestät des Königs an. Das war der Traum vom Leben. Das war das Leben selbst.

Vergleichbar schön wie das Theaterspielen allein waren die Abendstunden mit der Mutter, wenn sein Kopf in ihrem Schoß lag und sie ihm Märchen erzählte, die sonst keiner kannte, oder wenn sie auf dem Klavier spielte und Thomas still in einer dunklen Ecke saß und niemals genug bekam von ihrem Spiel. Sie war verträumt und sanft und oft auch seltsam abwesend. Oft, wenn ihre Söhne später in ihren Büchern ein literarisches Bildnis ihrer Mutter zeichneten, wird sie als schön, exotisch, kühl und verführerisch am Rande des gesellschaftlich gerade noch Erlaubten geschildert. »Sie war ja«, schreibt Thomas Mann viele Jahre nach ihrem Tod, »in sehr zartem Alter nach Lübeck verpflanzt worden und verhielt sich, solange sie den großen Hausstand leitete, durchaus als angepaßtes Kind der Stadt und ihrer oberen Gesellschaft.« Ja, ein durchaus angepasstes Kind. Aber dass es ihr niemals leichtfiel, diese Rolle zu spielen, diese Anpassung, das haben die Kinder früh gespürt.

Aber auch der Vater, der Mächtige, der Patriarch, den die ganze Stadtgesellschaft so ehrerbietig grüßte und die kleinen Knaben gleich mit, wenn sie auf der Straße mit ihm unterwegs waren, spielte der nicht auch heimlich etwas vor?

Thomas Mann hat den Vater oft, literarisch mehr oder weniger verwandelt und variiert, in seinen Büchern beschrieben, das Schauspielerische seiner Erscheinung am eindringlichsten in seiner frühen Erzählung »Der Bajazzo«: »Mein Vater aber war ein großer und breiter Herr in feinem, schwarzem Tuchrock und weißer Weste, auf der ein goldenes Binocle hing. Zwischen seinen kurzen, eisgrauen Cotelettes trat das Kinn, das wie die Oberlippe glattrasiert war, rund und stark hervor, und zwischen seinen Brauen standen stets zwei tiefe, senkrechte Falten. Es war ein mächtiger Mann von großem Einfluß auf die öffentlichen Angelegenheiten; ich habe Menschen ihn mit fliegendem Atem und leuchtenden Augen verlassen sehen und andere, die gebrochen und ganz verzweifelt waren. Denn es geschah zuweilen, daß ich und wohl auch meine Mutter und meine beiden älteren Schwestern solchen Scenen beiwohnten; vielleicht, weil mein Vater mir Ehrgeiz einflößen wollte, es so weit in der Welt zu bringen wie er; vielleicht auch, wie ich argwöhne, weil er eines Publikums bedurfte. Er hatte eine Art, an seinen Stuhl gelehnt und die eine Hand in den Rockaufschlag geschoben, dem beglückten oder vernichteten Menschen nachzublicken, die mich schon als Kind diesen Verdacht empfinden ließ.«

Es war ein Schauspiel mit zwei verschiedenen Botschaften: zunächst natürlich die eine Botschaft an das zarte Söhnchen mit dieser fatalen Liebe zum Schlaf, zur Musik, zu Märchen und zur königlichen Selbstüberschätzung: Junge, schau her, was ich kann! Menschen zerschmettern! Leben zerstören! Sieh nur, was meine Macht vermag! Und die andere Botschaft aber war diese: Weh dir, weh uns, wenn wir eines Tages selbst Zerschmetterte sein sollten. Lass dir den Anblick dieser Vernichteten eine Mahnung sein.

Der Sohn merkte es sich. Aber hatte es auch die erwünschte Wirkung? Der Icherzähler im »Bajazzo« entscheidet sich so: »Ich saß in einem Winkel und betrachtete meinen Vater und meine Mutter, wie als ob ich wählte zwischen beiden und mich bedächte, ob in träumerischem Sinnen oder in That und Macht das Leben besser zu verbringen sei. Und meine Augen verweilten am Ende auf dem stillen Gesicht der Mutter.«

Wo auch sonst? Denn es gibt in Wahrheit für diesen Bajazzo wie auch für den jungen Thomas Mann gar nichts zu wählen. Es wählt ja in ihm selbst und hat ja längst gewählt, seit er in dem Gitterbettchen mit den grünen Vorhängen lag und den Schlaf so liebte und die Geschichten der Mutter.

Am staunenswertesten zwischen all den Märchen, den Gedichten und kleinen Romanen, die die Mutter las oder erzählte, blieb aber stets die eine Geschichte, die wirklich wahr war. Die Geschichte von Paraty, vom Urwald, wo die damals winzige Mama zur Welt gekommen war, das herrliche Haus unter Palmen, die Urubus und Brüllaffen und das Leben am Strand. Wo war das noch mal? Wie weit war das weg? Es war jedes Mal aufs Neue eine Sensation und die Jungs stürmten zum Globus, um sich dieser Ungeheuerlichkeit noch einmal zu versichern. Was? So weit? Durch so viel Blau von uns getrennt? Bitte, sie musste es noch einmal ganz und gar genau erzählen. Und sie erzählte, wie gern erzählte sie. Immer lieber, je älter sie wurde und je weiter die Kindheit zurücklag. Sie selbst schrieb später über sich, die Dodo von einst: »Je älter Dodo wird, desto mehr und lieber gedenkt sie ihrer Kindheit und sucht immer sehnsüchtiger, den Schleier, der sich immer dichter davorlegt, zu durchforschen;

immer märchenhafter, unerreichbarer und schattenhafter aus einer versunkenen Welt taucht Dodos Kindheit vor ihren Augen auf, unwiederbringlich, wie alle Lieben, längst Heimgegangenen.«

Wie schön immerhin und eine Art kleiner Trost, wenn man diese Sehnsucht in die Seelen der eigenen Kinder legen kann, wo sie dann ein ganz eigenes Sehnsuchtsleben führt. Freier vielleicht, unbestimmter, ein dunkles Sehnen an einen Ort, den man selber gar nicht kennt. Der Traum von dieser fernen Bucht kann sich ins Unendliche vergrößern, wenn er durch keinerlei selbst erlebte Wirklichkeit klein gehalten wird.

Thomas Mann war wohl sieben Jahre alt, als er zum ersten Mal das Meer sah, sein Meer, die Lübecker Bucht, wo die Familie ab 1882 jedes Jahr vier Wochen Sommerferien verbrachte.

Er wird sich ein ganzes Leben lang an diesen Tag, an dieses Meer erinnern, immer wieder neu. Als er als Einundfünfzigjähriger wieder mal in seine alte Heimatstadt zurückkehrt, längst ein gefeierter Weltmann, erklärt er der versammelten Festgemeinde: »Da ist das *Meer*, die Ostsee, deren der Knabe zuerst in Travemünde ansichtig wurde, dem Travemünde von vor vierzig Jahren mit dem biedermeierlichen alten Kurhaus, den Schweizerhäusern und dem Musiktempel.« Wo er zum ersten Mal in seinem Leben Orchestermusik hörte, wo das Meer und die Musik für ihn eine ideelle Gefühlsverbindung eingingen, die sein Leben bestimmen sollte. »An diesem Ort, in Travemünde, dem Ferienparadies, wo ich die unzweifelhaft glücklichsten Tage meines Lebens verbracht habe, Tage und Wochen, deren tiefe Befriedigung und Wunschlosigkeit durch nichts Späteres in meinem Leben, das ich doch heute nicht mehr arm nennen kann, zu übertreffen und in Vergessenheit zu bringen war.«

Sein Werk, der Urgrund seines eines Tages die Welt erobernden Werkes, der liegt hier oben, in diesen traumverlorenen Kindertagen an der Ostsee: »Ich will hoffen, dass ich ihm einigen Dank abgestattet habe, dem Meer meiner Kindheit, der Lübecker Bucht. Seine Palette war es am Ende, derer ich mich bediente, und wenn man meine Farben matt fand, glutlos, enthaltsam, nun, so mögen gewisse Durchblicke zwischen silbrigen Buchenstämmen in eine Pastellblässe von Meer und Himmel daran schuld sein, auf denen mein Auge ruhte, als ich ein Kind und glücklich war.«

Thomas Mann hat sein Meereserlebnis vielen seiner Romanfiguren mitgegeben. Am direktesten aber, am detailliertesten, seinem frühen Untergangsprinzen Hanno Buddenbrook, dem letzten seiner Art, der die Geschichte einer Familie im Buch seiner Ahnen mit einem einfachen Strich beendete und mit den entschuldigenden Worten: »Ich glaubte … ich glaubte … es käme nichts mehr.«

Und dass da nichts mehr kommen würde nach ihm und dass es auch mit ihm selbst nicht mehr allzu lange gehen würde, das konnten Beobachter des kleinen Hanno dort an der See vielleicht schon ahnen. Er war einfach ein bisschen zu sehr verliebt in die Stille hier oben, das Schlafen hier oben, das Schauen, das Nichtstun, das Meer. »Sommerferien an der See! Begriff wohl irgend Jemand weit und breit, was für ein Glück das bedeutete?« Nein, so wie er, so ganz und gar und allumfassend, begriff es beinahe keiner in der Buddenbrook-Welt. Oder doch: Zwei gab es immerhin. Tony, seine Tante, die hier oben einst die Liebe ihres Lebens gefunden hatte und sie, um der Familienehre willen, wieder verlor. Und am Ende auch sein strenger

Vater, der diese Meeresliebe in sich so lange unterdrückte, bis sie nicht mehr zu unterdrücken war. Darauf kommen wir noch.

Aber erst mal wollen wir nach diesem Hanno schauen, diesem blassen musikverliebten Jungen, der so gerne schläft und den sein Vater unbedingt zu Männlichkeit und Festigkeit erziehen will. Der Arzt hatte den Eltern zu den Ferien an der See mit ihrem Söhnchen geraten. Die Seeluft solle ihn stärken und erfrischen, einen Mann vom Meer aus ihm machen. Doch der zarte kleine Körper ruht hier einfach nur aus, genießt die Stille und den weichen Sand und die Abwesenheit des Vaters. Wenn der sonntags kommt, schließt sein Sohn sich ein, das fehlte gerade noch. Sich hier oben an seinem Meer noch erziehen zu lassen. Und sich die Tränen und die Trägheit verbieten zu lassen im Dienste der höheren Sache, im Dienste geschäftstüchtiger Männlichkeit.

Hier oben ist die Gegenwelt: »Dieses mühe- und schmerzlose Schweifen und Sichverlieren der Augen über die grüne und blaue Unendlichkeit hin, von welcher, frei und ohne Hindernis, mit sanftem Sausen ein starker, frisch, wild und herrlich duftender Hauch daherkam, der die Ohren umhüllte und einen angenehmen Schwindel hervorrief, eine gedämpfte Betäubung, in der das Bewußtsein von Zeit und Raum und allem Begrenzten still selig unterging …«

Gedämpfte Betäubung, angenehmer Schwindel – nein, die Wirkung der See auf das schlafsüchtige Söhnchen hatten sich Arzt und Vater irgendwie anders vorgestellt. Es hätte sogar alles noch schlimmer kommen können, wenn sein Kindermädchen ihn nicht vor der Sogkraft des Meeres geschützt hätte. Nicht dass er von der Strömung in die Wellen gezogen worden wäre, nein, er konnte einfach das Schauen nicht lassen. Schauen und immer weiter Schauen, wenn »die ganze Weite ringsum von diesem gelinden und großartigen Sausen erfüllt war, das dem kleinen Johann gütevoll zusprach und ihn beredete, in ungeheurer Zufriedenheit die Augen zu schließen«. Einfach hier bleiben. Einfach die Augen nie mehr öffnen. Einfach sein. Die Beauftragte der Vaterwelt, Ida Jungmann, das Kindermädchen, verhindert das: »›Komm, Hannochen; müssen gehen; Abendbrotzeit; wirst dir den Tod holen, wenn du hier wirst schlafen wollen …‹«

Für dieses Mal kann Ida Jungmann ihn noch vor dem Tode retten und ihn mit nach Hause nehmen, in eines der sogenannten Schweizerhäuser, in dem sie ihre Ferien verbringen. Aber die gewünschte stärkende Wirkung des Meeresbesuches bleibt jedenfalls aus, wie der enttäuschte Arzt Doktor Langhals nach der Rückkehr in Lübeck feststellen muss. Die Muskeln immer noch so spärlich, der ganze Knabe so mager und »›ein allzu betrübtes Gesicht machen wir immer noch‹«, bemerkt er. »›Er hat Heimweh nach der See‹«, erklärt seine Mutter dem Arzt. Und der entgegnet: »›So, so … also dort bist du so gern!‹« Und da bekam Hannos Gesicht plötzlich eine völlig neue Farbe. Was sollte das denn heißen? War dieser Langhals etwa auf seiner Seite? Würde diese weiß gekleidete irdische Macht ihm etwa den Traum seines Lebens erfüllen?

Meer für immer? »Eine wahnwitzige und phantastische Hoffnung« steigt in Hanno auf. Doch ebenso schnell sinkt sie wieder ab. Dieser medizinische Barbar hatte sich gar nichts groß bei der Frage gedacht. Es gibt keine Befreiung von diesem Leben. Das Meer und Hanno bleiben, bis auf vier selige Wochen im Jahr, voneinander getrennt.

Doch etwas von diesem Meer hat Thomas Mann, der Hanno in sich entdeckt und als Romanfigur erfunden hat, mit nach Hause, mit nach Lübeck nehmen können. Er liebte ja fast ebenso sehr wie das Meer und die Märchen die Musik. Der Mutter zuzuhören, war herrlich, aber noch etwas herrlicher waren die täglichen Konzerte im Musiktempel in Travemünde. Da konnte er sitzen und lauschen und schauen. Vom Dirigenten und vom ersten Violinisten war er besonders begeistert. Und im Hotel hat er eines Tages mithilfe von zwei Stöcken selbst das Violinespiel, dramatisch, selbstversunken, sehr authentisch simuliert. Auch dieses Selbsterlebte hat er einer späteren Romanfigur mitgegeben, dem Hochstapler Felix Krull. Dort ist ein »unter dem wohltuenden Einfluß der Bäder« ausnahmsweise gut gelaunter Vater dabei, dem das Knabenspiel so gut gefällt, dass er den Kapellmeister überredet, sein Söhnchen vor Publikum auftreten zu lassen. Der ist einverstanden und der Sohn wird als perfektes Wunderkind ausstaffiert. Man kauft ihm eine kleine Geige, einen Matrosenanzug, seidene Strümpfe und Lackschuhe dazu, streicht den Bogen mit Vaseline ein, dass man auch ja nichts hören kann, von dem gewiss grauenvollen Spiel des kleinen Scheinkünstlers. Man stellt ihn auf die Bühne, die wahren Musiker musizieren und der kleine Scharlatan streicht voller Hingabe sein Instrument. Und er bescheinigt sich: »Ich darf sagen, daß mein Erfolg vollkommen war. Das Publikum, vornehmes und schlichteres, staute sich vor dem Pavillon, es strömte von allen Seiten herbei. Man sah ein Wunderkind. Meine Hingebung, die Blässe meiner arbeitenden Miene, eine Welle Haares, die mir über das eine Auge fiel, meine kindlichen Hände, deren Gelenke von dem blauen, an den Oberarmen bauschigen und nach unten eng zulaufenden Ärmeln kleidsam umspannt waren – kurz, meine ganze rührende und wunderbare Erscheinung erzückte die Herzen.«

Zumindest die Sache mit den Stöckchen hat der kleine Thomas Mann in Wirklichkeit erlebt und seine Mutter hatte bei diesem Meeresurlaub, bei dem er seine Stöckchenkunst vorgeführt hatte, eine Begabung und Leidenschaft erahnt und so bekam er, nach Hause zurückgekehrt, Geigenunterricht. Viele Jahre blieb er dabei und hat seine klavierspielende Mutter oft auf der Violine begleitet. Und da, wie er sagt, »das Meer und die Musik in meinem Herzen eine ideelle, eine Gefühlsverbindung für immer« eingingen, hatte Thomas Mann fortan eine Art inneres Meer immer dabei.

Sein Bruder Heinrich hatte vor ihm das Geigenspiel begonnen und besaß schon ein kleines Instrument, »Instrument des Selbstgefühls« hat er es einmal genannt. Thomas spielte manchmal heimlich darauf, wenn sein großer Bruder nicht da war, und was eines Tages geschah, hat Heinrich Mann literarisch so beschrieben: »Es kam nun einfach so, dass eines Tages bei seiner Heimkehr aus der Schule die Geige in mehrere Stücke zerbrochen dalag – und dass er bei diesem Anblick endlich Tränen fand. Er hatte bisher nicht geweint, weil doch der Kleine den Großen nicht zum Weinen bringen darf; es wäre zu viel der Ehre.«

Die Brüder führten einen Prinzenkampf. Der eine, Heinrich, war vom Vater zum Kronprinzen und Nachfolger ausersehen, der andere, Thomas, krönte sich täglich selbst zum Prinzen und konnte, von der Mutter beschützt und behütet, seinen Träumen folgen. Früh gedichtet haben beide. Doch schien Heinrich sich einige Zeit in die für ihn vorgesehene Rolle zu fügen. Er war dreizehn, als er zum ersten Mal, als Repräsentant der Familie, zu einer Art Antrittsbesuch ins Ausland geschickt wurde. Es ging nach St. Petersburg, zur Feier des fünfundzwanzigjährigen Bestehens des Handelshauses des Onkels Gustav Sievers, während der Rest der Familie den Sommer wie gewohnt in Travemünde verbrachte. Er machte seine Sache gut, schrieb auch ein Tagebuch über seine Reise, das er im Familienkreis später vortrug. Wohl mit einigem Erfolg, den der damals neunjährige kleine Prinzenbruder seinerseits mit der Aufführung des selbst geschriebenen Stückes »Mich könnt ihr nicht vergiften« zu kontern versuchte. Er selbst spielte darin mit und Julia und auch die vierjährige Clara. Heinrich nicht.

Der wurde jetzt immer öfter vom Vater mitgenommen, durfte Schiffe taufen, Geschäftspartner kennenlernen und die Speicherhäuser.

Allein – es interessierte ihn nicht. Er konnte sich die Namen der Männer, die Namen der Speicherhäuser, die Namen der Straßen nicht merken. Der Vater redete, präsentierte stolz sich selbst und seine Erfolge. Aber Heinrich hörte nicht recht zu, wollte ständig lesen oder schreiben und wurde dabei von seiner Mutter auch noch unterstützt.

Thomas bewunderte den großen Bruder für sein Schreiben, sein Selbstbewusstsein und seinen Widerstand gegen die Vaterwelt über alle Maßen. Ein Freund der beiden schrieb später von »glühender Eifersucht«, mit der der Kleine den Großen stets betrachtete. Heinrich war älter, souveräner, stärker, selbstsicherer von Beginn an. Und er besetzte die dichterische Prinzenrolle, die Thomas in seinen Tagträumen fest für sich allein reserviert hatte. Zwei Prinzen, wie sollte das gehen? Und sollte es doch irgendwie möglich sein – würde dann nicht dem Jüngeren, Kleineren, Späteren automatisch immer nur die Rolle des

Stellvertreters zufallen? Und ein Stellvertreterprinz, das war doch im Grunde eigentlich gar kein echter. Keiner mit echter Macht und echtem Ruhm und echter Ehre.

Heinrich war der eifrige, ehrgeizige, bewunderungsselige kleine Bruder oft einfach nur lästig. In Briefen an den gemeinsamen Freund Ludwig Ewers, dem Thomas stolz seine Gedichte präsentiert hatte, machte Heinrich sich über die schwülstigen, gefühlsseligen Poeme des Hinterherdichters lustig: »Ich bin von den Gefühlsprodukten einer halbwüchsigen liebenden Seele, mit denen der glückliche Dichter auch mich zuweilen verfolgte, immer stillschweigend oder laut lachend zur Tagesordnung übergegangen. In den ›Dramen‹ finden sich neben all den Unmöglichkeiten, die Du in Deiner klassischen Kritik hervorhebst, doch immerhin ein paar – wenn auch noch so verbrauchte – Gedanken, wie Oasen im Sand. Sand ist schon langweilig. Aber das Wasser in seiner Lyrik ist doch noch langweiliger. Und es ist – Gott sei's geklagt – alles Wasser, nichts als Wasser, in dem ganze Rudel von Enten und Gänsen in Gestalt von ›Ach!!!‹'s und ›Oh!!!‹'s vollkommen unmotiviert herumschwimmen … Brrrr! …«

Und nicht genug damit, dass der Kleine so viel fühlte, so wenig dachte und viel zu begeistert von Sand und Wasser war, nein, peinlicher war, wovon er dichtete, wenn er von Liebe dichtete. Heinrich schickte dem kritischen Freund in höhnischer Absicht ein paar Kostproben mit: »Bei der Lektüre seiner letzten Gedichte (die ich beifüge) bin ich aus dem peinlichen Gefühl gar nicht herausgekommen, das mir in ähnlicher Weise nur Platen, der Ritter vom heiligen Arsch, verursacht hat. Diese weichliche, süßlich-sentimentale ›Freundschafts‹-Lyrelei

– als an deiner Brust ich ruhte …
– als um den Freund den Arm ich schlang,
– Und ich in süßer Lust mich wiegte …

Wenn das wahres Gefühl ist (traurig genug, wenn dies der Fall ist!) – so danke ich für Obst, nehme nicht mal Käse, sondern französischen Abschied. —«

Heinrichs Bruder liebt Jungs, schwärmt sie an und schreibt darüber. Der homosexuelle Dichter August von Platen wird als peinlich-lächerliches Vorbild enthüllt. Der Kleine schreibt schlecht, fühlt stark und liebt falsch. Heinrich war schon früh ein stolzer Bordellgänger. Als Ewers später einmal die Befürchtung äußert, vielleicht selbst »ein Urning«, ein Homosexueller, zu sein, empfiehlt ihm Heinrich einen Besuch der sogenannten »Pension Knoop« in Lübeck, »deren eine Pensionärin mir einst meine ersten normalen sinnlichen Seligkeiten verschaffte«.

Dem Bruder Thomas gab er solche freundlichen Hinweise wohl nicht direkt, sondern ließ sie ihm über Ewers bestellen: »'Ne tüchtige Schlafkur mit einem leidenschaftlichen, noch nicht allzu angefressenen Mädel, das wird ihn kurieren«, schrieb er an Ewers 1890. Und fügte hinzu, er solle das bitte Thomas ausrichten. Der habe ihn gebeten, auf diesem Umweg Heinrichs Ansicht zu diesen Liebesdingen zu erfahren.

Aber das half dem verliebten Thomas natürlich nicht

und das verstand er auch nicht und diese Worte waren nicht aus seiner Welt. Waren Worte, die die Scham, die der langsam erwachsen werdende kleine Bruder ohnehin empfand, ins Riesenhafte verstärken musste.

Denn jetzt, im Jahr 1890, war »Tonio-Kröger-Zeit«. Die Zeit, in der Thomas Mann jene erste große Liebe erlebte, die er in der 1903 veröffentlichten und heute weltberühmten Novelle beschrieben hat. Die Liebe von Tonio Kröger zu Hans Hansen.

Wer ihn kennen will, wer ihm nahekommen will, so nahe wie möglich, so persönlich und ungeschützt wie möglich, der solle Tonio Kröger lesen, hat der Autor in späten Jahren oft betont. Und in der Zeit, in der er die Novelle schrieb, unterzeichnete er Briefe an Freunde der Einfachheit halber mit »Tonio Kröger«. Denn dieser Tonio, das war er selbst. Doch in Literatur verwandeln konnte er die Erlebnisse seiner Jugend, die Liebe seiner Jugend erst, als sie abgekühlt waren und abgelegt, in einer geheimen Kammer des Herzens.

Jetzt aber, im Jahr 1890 in Lübeck, wenn der Bruder Heinrich seine höhnischen Briefe schreibt, jetzt lebt sein Herz. Thomas Mann ist verliebt, so verliebt, wie er nie mehr verliebt sein wird im Leben. Und den er liebt, der heißt Armin Martens, ist blond, blauäugig und robust, liebt Pferdebücher mehr als den Don Carlos und er führt heute und seit mehr als hundert Jahren ein weltberühmtes Leben als der herrliche, lebensfrohe und etwas schlichte Hans Hansen.

Viele Jahre später wird Thomas Mann einem Klassenkameraden von damals in einem Brief gestehen: »Denn *den* habe ich geliebt – er war tatsächlich meine erste Liebe, und eine zartere, selig-schmerzlichere war mir nie mehr beschieden.« Und nicht genug damit, dass er ihn liebte und aus der Ferne ungemein bewunderte und verehrte, nein, er hat es ihm sogar gestanden. »An einem großen Tag«, das hat Thomas Mann viele Jahre später bekannt, an einem großen Tag hat er es ihm gesagt. Aber der Tag wurde klein und peinvoll, als er erkennen musste, dass der blonde Armin mit diesem Geständnis ganz und gar nichts anzufangen wusste. ›Wie, du liebst mich?‹ Er verstand wohl kein Wort oder wollte nichts verstehen. Es muss ein schrecklich schamhafter Moment für den Liebenden gewesen sein, nachdem er allen Mut in sich zusammengenommen hatte für das Geständnis. Dazu der Hohn des großen Bruders.

Es ist wahrscheinlich das einzige Mal im Leben von Thomas Mann, dass er einem Jungen oder Mann seine Liebe gesteht. Ab jetzt bleibt sie stumm und heimlich und verborgen und lebt nur in ihm und in seinen Tagebüchern und in der Literatur. Hüte dich vor deinen Gefühlen. Verleugne dich selbst. Der späte Tonio Kröger weiß, dass, wer zu viel empfindet, »eines vollständigen Fiaskos sicher« sein kann.

Es kommt darauf an, sich selbst zu beschützen. Sich zu umstellen mit ewigen Dingen wie mit einem Schutzwall.

Verleugne dich selbst, täusche die Welt, spiele ein Spiel, lebe für dich und schreibe: »Der Springbrunnen, der alte Walnußbaum, seine Geige und in der Ferne das Meer, die Ostsee, deren sommerliche Träume er in den Ferien belauschen durfte, diese Dinge waren es, die er liebte, mit denen er sich gleichsam umstellte und zwischen denen sich sein inneres Leben abspielte, Dinge, deren Namen mit guter Wirkung in Versen zu verwenden sind und auch wirklich in den Versen, die Tonio Kröger zuweilen verfertigte, immer wieder erklangen.«

Lieben, schweigen, schreiben. Nach einer Weile hat Thomas Mann sein Herz dann an einen anderen Schulkameraden gehängt. Williram Timpe, der Junge mit den Kirgisenaugen. Der wird davon nie etwas erfahren. Nur eben wieder wir, die Lesenden, viele Jahre später, wenn dieser Williram als Pribislav Hippe in den Träumen Hans Castorps wiederaufersteht. Am »rauschenden Wasser« liegt der gute Castorp da, »restlos, bis zur Aufhebung des Raumes und der Zeit« »ins Dort und Damals entrückt«, als er an diese Liebe sich erinnert, die wortlos blieb und keine Wörter brauchte. Im Gegenteil solle sie vor jeder Benennung geschützt werden. Nur um einen Bleistift wird er ihn bitten. »Das war alles. Aber vergnügter war Hans Castorp in seinem Leben nie gewesen als in dieser Zeichenstunde, da er mit Pribislav Hippes Bleistift zeichnete.«

Und während Thomas versonnen und still vor sich hin liebt und träumt und schweigt und schreibt, stürzt eine Welt um ihn herum ein. Ahnt er es schon? Oder wird er all die Anzeichen dieses Weltensturzes erst Jahre später rekonstruieren und zu einem Untergangsroman zusammenschreiben? Es ist doch eigentlich alles gut und heil und der Vater hat noch jede geschäftliche Niederlage in einen Sieg verwandelt, jeden Verlust am Ende irgendwie ausgeglichen.

Im Mai 1890 scheint der Triumph vollkommen. Hundert Jahre wird die Firma des Vaters und der Vorväter alt, die Stadt feiert, man gratuliert dem Jubelhaus, Fahnen überall. Und dann ist einen Monat zuvor auch noch ein neuer Sohn auf die Welt gekommen, Vicco, zehn Jahre nach der Geburt des bislang letzten Kindes. Noch ein Neuanfang, noch ein potenzieller Erbe. Der Vater ist gerade fünfzig geworden, die Mutter noch keine vierzig. Das Leben beginnt und beginnt aufs Neue.

Aber: Der eigentliche Erbe und erste Sohn und Fortführer des väterlichen Geschäfts, Heinrich, ist nicht einmal zur Hundertjahrfeier der Firma gekommen. Er hat im Sommer 1889 vorzeitig die Schule verlassen und absolviert jetzt lustlos eine Buchhändlerlehre in Dresden. Niemals wird er die Firma übernehmen. Nichts könnte ihm ferner liegen. Und nicht mal diese Lehre kriegt er hin. Heinrichs Chef beklagt sich beim Vater über den faulen, renitenten Sohn. Daraufhin schreibt der Vater entsetzt an den Widerständigen: »Lass Dich warnen, aber bei Zeiten, *bald* ist es zu spät!«

Außerdem ist kurz zuvor der Schwiegersohn seiner doppelt geschiedenen unglücklichen Schwester Elisabeth in Haft gekommen. Ein weiterer Imageschaden für die einst so makellose Familie.

Und ja, nicht einmal die Geburt des neuen Sohnes ist Grund zu ungetrübter Freude. Schließlich haben die Gerüchte um seine schöne brasilianische Frau in der Stadt nie aufgehört. Und jetzt, nach all den Jahren, plötzlich noch ein Kind? Von diesem so früh gealterten, geschäftlich angeschlagenen Ehemann?

Julia schien wie konserviert in ihrer repräsentativen Kühle. Ihrem Mann gelang die Konservierung weniger gut, obwohl sie beide eine Art Schauspielerleben miteinander führten. Thomas Mann hat diese sonderbare Ehe kühler Vertrautheit in der Beschreibung der Ehe von Thomas und Gerda in den »Buddenbrooks« so verewigt:

»Allein von Liebe wiederum, von Dem, was man unter Liebe verstand, war zwischen den Beiden von Anbeginn höchst wenig zu spüren gewesen. Von Anbeginn vielmehr hatte man nichts als Höflichkeit in ihrem Umgang konstatiert, eine zwischen Gatten ganz außerordentliche, korrekte und respektvolle Höflichkeit, die aber unverständlicherweise nicht aus innerer Fernheit und Fremdheit, sondern aus einer sehr eigenartigen, stummen und tiefen gegenseitigen Vertrautheit und Kenntnis, einer beständigen gegenseitigen Rücksicht und Nachsicht hervorzugehen schien. Daran hatten die Jahre nicht das Geringste geändert. Die Änderung, die sie hervorgebracht hatten, bestand nur darin, daß jetzt der Altersunterschied der Beiden, so selten geringfügig er den Jahren nach war, anfing, in auffälliger Weise hervorzutreten …«

Der Konsul wusste längst, dass es abwärtsging und dass er nicht der Mann war, um diese Talfahrt allein aufzuhalten. Die Ehen der Schwester katastrophal und schrecklich teuer gescheitert, der Bruder Friedel, finanziell verantwortungslos, lebenspraktisch unbrauchbar und psychisch schwer angeschlagen, die eigene Ehefrau an Musik, Literatur und Maskenbällen statt an Geschäften interessiert, der erste Erbe renitent, widerspenstig, feindlich, der zweite träumerisch, unmännlich, unbrauchbar, die Töchter eben Töchter und geschäftlich nicht in Betracht zu ziehen, und der dritte Sohn ein vages Versprechen für eine allzu ferne Zukunft. Wahrscheinlich aber doch einfach eine weitere Enttäuschung. Was für ein einsamer Mann war dieser gefeierte Senator.

An die äußerlich so prachtvollen Jubiläumsfeiern hat sich Thomas später so erinnert, er »sah den bewunderten, mit furchtsamer Zärtlichkeit geliebten Mann des Tages, meinen Vater, weltgewandt ein Jahrhundert bürgerlicher Tätigkeit repräsentieren, und mein Herz war beklommen. Denn mit vierzehn, fünfzehn Jahren ist man fertiger und schicksalsbewusster, als die Erwachsenen annehmen.«

Das letzte Jahr des Senators ist eine Reise in den Abgrund. Alles stürzt und am Ende fährt er noch ein letztes Mal mit seiner Frau ans Meer. Im Dezember 1890 stirbt die alte Patriarchin, seine Mutter, einen schweren Tod. Das Stammhaus der Familie in der Beckergrube wird sofort verkauft. Im Frühjahr kommt der Kaiser nach Lübeck, sein Staatssekretär nimmt im Hause der Manns Quartier, doch zum Empfang der Majestät kann Senator Mann nicht kommen. Er fühlt sich krank. Dann erreicht ihn aus Dresden die Nachricht, dass der missratene

Heinrich seine Lehre abbrechen will. In einem letzten Kraftakt versucht der Vater, den Sohn davon abzuhalten. Schreibt beschwörend: »Mein Sohn verlässt weder wie ein Flüchtiger noch wie ein Hinausgeworfener ein ehrenhaftes Haus.«

Er reist persönlich nach Dresden, um die Schande zu verhindern, doch nicht einmal dafür reicht noch seine Kraft. Heinrich teilt dem Vater freudig mit, dass er inzwischen die Zusage für eine Ausbildung bei einem neu gegründeten Verlag in Berlin erhalten habe. Der Verleger, nach dem auch das Verlagshaus benannt ist, heißt Samuel Fischer. Gut, wenn das so ist und ein gutes Haus, dann will der Senator seinen Segen dazu geben. Sagt er. Obwohl er ja längst schon weiß, dass seine Autorität ohnehin nicht mal mehr für den Sohn ausreicht. Der Vater reist nach Berlin, um Samuel Fischer kennenzulernen, und wie gerne wäre man bei dieser Begegnung dabei gewesen, als der Verleger jenen Mann trifft, dessen Untergang Anlass zu jenem Roman geben wird, der den kometenhaften Aufstieg des Verlagshauses S. Fischer begründen wird. Einer rast in den Abgrund, der andere in den Himmel. Und für einen kurzen Moment überschneiden sich die Linien in Berlin.

Senator Heinrich Mann ist sehr angetan von dem Treffen. Er gibt dem Sohn seinen Segen für die Entscheidung, in diesem Haus fürs Leben zu lernen.

Die Reise nach Dresden und Berlin, die den Sohn auf die rechte Bahn zurückzwingen sollte, hat für den Vater keine Stabilisierung gebracht. Im Sommer 1891 wird bei ihm Blasenkrebs diagnostiziert, eine Operation wird unausweichlich sein. Er diktiert sein Testament. Es wird für manche Familienmitglieder ein Fluch sein. Dann, im Angesicht des nahen Todes, beschließt er, noch ein letztes Mal ans Meer zu fahren, mit Julia, seiner Frau vom Strand. Es ist ihr vierzigster Geburtstag, der 14. August 1891, an dem er an Lübecks Bürgermeister schreibt: »Ich beehre mich ergebenst anzuzeigen, dass ich zur Kräftigung meiner Gesundheit einige Wochen nach Travemünde gehe.«

Ans Meer, mitten im August, nach dem Ende der Feriensaison. Was ist aus dem pflichtbewussten Senator geworden? Was für eine fahrlässige Lässigkeit. Und das Meer bei Travemünde, das war auch der Ort, an dem Thomas den Vater schon vor Jahren dabei beobachtet hatte, wie er »durch sein goldenes Pincenez« heimlich am Strand las. Ein französisches Buch! »Einen Roman von Zola, am Ende war es gar ›Nana‹. Das durfte niemand sehen, daß Senator Mann Zola las, und darum hatte er das Buch in eine dichte, gestickte Schutzhülle gesteckt, die es unkenntlich machte.«

Das Meer ist dieser geschäftsuntüchtige Ort. Das Meer bringt schwache Lebenszweifler zur Strecke. Zur Genesung ans Meer zu fahren – keine gute Idee. Diese Kur war schon für den bleichen Hanno eine Kur zum Tode gewesen. Und auch dessen Vater, Thomas Buddenbrook, schickt Thomas Mann in seinem Roman auf eine letzte, den Tod vorbereitende Reise ans Meer. Eigentlich war dieser Romanvater ein Freund der Gebirge gewesen.

Das ist am Ende des Lebens, am Ende seiner Kräfte vorbei. »Mehr und mehr habe ich die See lieben gelernt«, sagt Thomas Buddenbrook bei seinem Abschiedsbesuch am Meer. »Auf der Weite des Meeres, das mit diesem mystischen und lähmenden Fatalismus seine Wogen heranwälzt, träumt ein verschleierter, hoffnungsloser und wissender Blick, der irgendwo einstmals tief in traurige Wirrnisse sah ...«

Seine Schwester Tony, die mit den beiden gescheiterten Ehen und dem Schwiegersohn im Gefängnis, hört ihn so reden. Und sie ist ja selbst eine wahnsinnig meeresverliebte Frau. Auch sie hat sich hier gegen ihre Lebensliebe entschieden, Morten, in den sie sich in Travemünde verliebte. Nur hat sie, Tony, ein Leben als offener, redseliger, ihr Unglück stets frei herausplaudernder Mensch verlebt. Sie muss nicht kurz vor dem Tod an den Strand fahren, um das eigene Unglück zu erkennen und sich zum Sterben bereit zu machen. Sie weiß, dass sie gegen sich selbst gelebt hat und für das, was man ihr als Familienglück vorgeschrieben hat. Sie weiß es und ist nicht glücklich, aber innerlich frei. Thomas hat sein Leben lang sich selbst gefesselt und bezwungen. Jetzt sitzt er am Meer und nimmt Abschied mit Worten, von denen niemand ahnte, dass sie je aus ihm herauskommen könnten: »Aber man ruht an der weiten Einfachheit der äußeren Dinge, müde wie man ist von der Wirrnis der inneren.«

Seiner Schwester Tony ist dieser späte, vom Meer befreite Bekenntnisdrang peinlich. »Dergleichen sagt man doch nicht«, denkt sie. Und ahnt, dass es um ihren Bruder längst geschehen ist, wenn er solche Sätze offen ausspricht. »Und um ihm in der Stille abzubitten, daß sie sich für ihn schämte, zog sie seinen Arm in den ihrigen.«

Worüber haben der Senator Heinrich Mann und seine Frau Julia bei ihrem letzten gemeinsamen Aufenthalt an der Ostsee gesprochen? Hat auch er, der kranke, früh gealterte Mann, am Ende plötzlich Dinge gesagt, die er ein Leben lang für sich behalten hatte? Drei Jahre zuvor hatten die beiden eine schöne gemeinsame Reise in den Süden unternommen, nach Leipzig, München, in die Berge, an den Rheinfall von Schaffhausen, sie waren immer wieder in die Oper, in Konzerte gegangen, Wagner-Opern vor allem, hatten Bier in Brauhäusern getrunken und in den besten Häusern jeder Stadt gewohnt, die sie besuchten. Vor allem München war herrlich gewesen. Julia hat einen genauen Reisebericht darüber verfasst. So, als habe sie es selbst gar nicht glauben können, was sie da gemeinsam mit ihrem sonst so verschlossenen, scheinbar ausschließlich an Geschäften interessierten Mann erleben konnte. Aber hatte es ihr Verhältnis grundsätzlich verändert? War in diese kühle Ehe zweier Menschen, die stets wie Schauspieler ihrer selbst wirkten, am Ende etwas wie Nähe und Wärme eingezogen?

Wir wissen es nicht. Aber dass die beiden an Julias vierzigstem Geburtstag, im Angesicht der bevorstehenden schweren, möglicherweise den Tod bringenden Operation des Senators gemeinsam ans Meer fuhren, lässt es immerhin möglich erscheinen, dass die beiden am Ende ihres gemeinsamen Lebens auf gute, überraschend offene

Weise neu zueinander fanden. Oder sich wenigstens auf das Gute ihrer gemeinsamen Zeit besannen.

Heinrich hat später ein Bild gezeichnet von seinem Vater bei dessen letztem Aufenthalt am Meer. Er war ja nicht dabei, er hat den Vater sich so vorgestellt. Allein, in eine Decke gehüllt, sitzt er mit Hut und Stock in einem Strandkorb mit dem Rücken zum Meer. Im Hintergrund eine Seebrücke, ein Segelboot, Menschen im Boot und auf der Brücke. Wo ist seine Frau? Wie kann ein einundfünfzigjähriger Mann so alt aussehen? Eben noch der von einer ganzen Stadt gefeierte, strahlende Jubilar, von allen gekannt und geehrt. Und plötzlich ein einsamer Greis.

Nachdem das Ehepaar nach Hause zurückgekehrt ist, geht alles sehr schnell. Er wird immer grauer und schwächer. Es ist, als könne man ihm beim Altern zusehen. Und dann irgendwann beim Sterben. Am vierten Oktober schreibt Julia an Heinrich in Berlin: »Dein guter Vater ist *sehr* krank«, es sei geraten, dass er schnell komme, um dem Vater »noch die Hand zu reichen u. ihm, mit uns Allen, nahe zu sein«.

Heinrich kommt sofort. Er hat sich selbst gezeichnet, am Sterbebett, kniend und die Hand des Vaters küssend. Julia steht daneben, streckt die Hand nach ihrem sterbenden Mann aus, vor dem Fenster sieht man Thomas auf der Straße stehen und in die Luft schauen.

Vicco hat später eine sonderbare Geschichte aufgeschrieben, die ihm wohl seine Mutter erzählt hat aus der Zeit, als es ans Sterben ging: Das Fieber steigt, der Vater fantasiert, er wähnt sich im Senat, hält eine Rede über ein wichtiges Problem und beendet sie so: »Meine Herren, am 13. um ein halb sechs Uhr werde ich eine Inspektionsreise antreten.«

Am 13. Oktober 1891 um halb sechs stirbt Thomas Johann Heinrich Mann. Er wird einundfünfzig Jahre alt.

Es gibt eine kurze Erzählung von seinem Sohn Thomas, fünf Jahre nach dem Tod des Vaters hat er sie geschrieben. Sie heißt »Der Tod«. Es ist die Geschichte eines Mannes, der lange schon weiß, wann er sterben wird. Seit er neunzehn oder zwanzig Jahre alt ist, kennt er das Jahr und irgendwann auch den Tag seines Todes. All die Jahre lebt er nur auf diesen einen Tag hin. »Oh, es ist eine stete Verbindung zwischen dem Menschen und dem Tode! Du kannst mit deinem Willen und deiner Überzeugung an seiner Sphäre saugen, du kannst ihn herbeiziehen, daß er zu dir tritt, zu der Stunde, an die du glaubst ...«

Der Tag, an dem der Mann zu sterben meint, ist der zwölfte Oktober. Um einen Tag hat der Autor den prognostizierten und eingetretenen Sterbetag seines Vaters vorverlegt, als er von diesem sonderbaren Fall von Todeswissen schrieb. Der Mann aus der Erzählung lebt in einem Haus am Meer, irgendwo im Norden, die fiktive Stadt Kronshafen liegt in Fußnähe. Der Sterbende ist im Bann des bevorstehenden Todes und im Bann des Meeres. Immer wieder blickt er in das unendliche Grau. Es ist eigentlich eine Geschichte vom Meer und von einem Mann, der sich nicht lösen kann, von diesem grauen Zauber, diesem Sog. »Ich achte nur auf das Meer«, notiert der Erzähler, den Thomas Mann eine Art Tagebuch zum Tode schreiben lässt. Aufzeichnungen seiner letzten Tage am Meer.

Der Mann, der immerzu aufs Meer schaut und die Stille liebt und die Andächtigkeit seiner letzten Tage, hat jedoch noch ein Kind an seiner Seite. »Die kleine Asuncion« schweigt zumeist, sitzt im Arbeitszimmer des Vaters auf dessen Knien und schaut mit ihm »auf das weite graue Meer«. Das Mädchen ist zwölf Jahre alt. Ihre Mutter starb bei ihrer Geburt. Sie kam wohl aus der portugiesischen Welt, wahrscheinlich aus Lissabon, zumindest trafen sie sich dort, die Mutter und der Vater Asuncions. Im Tagebuch ruft er sich selber zu: »Erinnerst du dich des anmutigen und flammend zärtlichen Geschöpfes unter dem Sammethimmel von Lissabon?« Klar erinnert er sich. Er hat's ja selbst geschrieben.

Es ist eine enorm pathetische Geschichte, die Thomas Mann da auf der Grundlage des sonderbar punktgenauen Todeswissens seines Vaters erfindet. Das ganze Denken dieses todesseligen Mannes verwandelt sich sozusagen in das Meer selbst: »Oftmals, wenn meine Gedanken sich wie graue Gewässer vor mir ausbreiten, die mir unendlich scheinen, weil sie umnebelt sind, sehe ich etwas wie den Zusammenhang der Dinge und glaube die Nichtigkeit der Begriffe zu erkennen.

Was ist Selbstmord? Der freiwillige Tod? Aber niemand stirbt unfreiwillig. Das Aufgeben des Lebens und die Hingabe an den Tod geschieht ohne Unterschied aus Schwäche, und diese Schwäche ist stets die Folge einer Krankheit des Körpers oder der Seele, oder beider. Man stirbt nicht, bevor man einverstanden damit ist …«

Leider muss in dieser Geschichte zunächst die kleine Asuncion, die der portugiesischen Mutter so ähnelt, sterben, damit der heilige Fluch des Vaters sich erfüllen kann. Er zumindest interpretiert es so. Er hätte den Tod, wenn er gekommen wäre, wieder wegschicken müssen. Die kleine Tochter ganz allein zurückzulassen, nur um einer zwanzig Jahre alten fixen Eingebung zu folgen, das hätte er wohl nicht übers Herz gebracht. So holt sich der Geist des Meeres und der Prophezeiung zuerst also Asuncion. Dann erst kann auch der Vater sterben, an jenem zwölften Oktober, der zu seinem Tode vorbestimmt war.

Der echte Senator mit dem Todeswissen nahm kein Kind mit in den Tod, als er starb. Aber er befreite seine Familie umfassend von all den Fesseln, die sein eigenes Leben gefestigt, zusammengehalten, gebunden hatten. Manche empfanden sein Testament als Fluch, andere als Befreiung.

Als vorletzten Akt demonstrierte er noch einmal, was Haltung, was Bewahrung der Formen, was ordentliche, bürgerliche Lebensvollendung heißt. Was es bedeutet, über den Tod hinaus gefesselt zu sein von Konventionen. Er hat einfach alles festgelegt in seinem Testament. Den Sarg (»wie den meiner lieben Mutter«), wie sein Kopf im Sarg liegen soll (»ein wenig rechts geneigt, wie schlafend«), außerdem möchte er ein kleines Kreuz in der rechten Hand halten, »die linke Hand leise daran gelegt«. Außerdem bitte keine Blumen in den Händen, die

Hände auch nicht zum Gebet gefaltet! Letzteres passt gut zu dem Bericht von Thomas, der später schrieb, sein Vater habe den endlosen letzten Segen des Pastors mit einem schroffen und lauten »Amen!« beenden wollen. Nicht im Sinne eines bekräftigenden »So sei es!«, sondern eher als gereiztes »Jetzt reicht's aber auch!«. Allein, der Pastor habe es nicht so verstanden und einfach noch etwas weitergesegnet.

Selbst den Text seiner Todesanzeige entwirft der Senator noch in seinem Testament, um seiner Frau »die Mühen des Entwerfens zu erleichtern«. Sicher aber auch, um zu verhindern, dass sie ihn im letzten Augenblick noch in einem falschen, womöglich irgendwie träumerischen, unbürgerlichen Licht erscheinen lassen könnte. Er lässt seine Frau sich von ihm so verabschieden: »Im einundfünfzigsten Lebensjahr verschied heute der Senator Thomas Johann Heinrich Mann. Um stilles Beileid bitten die trauernden Hinterbliebenen. Julia Mann geb. Bruhns.«

Sicher ist sicher. Die Frau, die einstmals den Anfang ihres gemeinsamen Weges als Paar mit den Worten »Und ihr Schicksal war besiegelt« beschreiben wird, beendet ihre gemeinsame Zeit öffentlich mit diesen ihr von ihrem Mann zur Verfügung gestellten Worten. Leben in Hüllen und Konventionen und festgefügten Formeln bis zum Schluss.

Im Kern des Testaments jedoch trägt der Senator dem Freiheitswillen seiner Hinterbliebenen Rechnung. Oder auch: Er streckt alle Waffen. Sein ganzes Kämpfen war umsonst. Die Firma wird, so kurz nach ihrem triumphalen Jubiläum, liquidiert. Das Haus der Familie, in dem Julia mit den vier jüngsten Kindern ja noch wohnt, muss binnen eines Jahres verkauft werden. Das Vermögen soll von Treuhändern verwaltet werden. Es ist eine Entmündigung. Es ist ein Ende. Es ist eine Rettung.

Der Senator spricht letzte Urteile. Über Heinrich das bitterste. Seinen literarischen Tätigkeiten mögen die Hinterbliebenen bitte entgegentreten. Zu einer erfolgreichen Tätigkeit in diesem Feld fehlten ihm »die Vorbedingnisse«. Es ist geradezu ein Fluch, was er abschließend schreibt: »Der Hintergrund seiner Neigungen ist träumerisches Sichgehenlassen und Rücksichtslosigkeit gegen andere, vielleicht aus Mangel an Nach*denken.*« Über Thomas nur Freundliches. Der habe ein »gutes Gemüth und wird sich in einen praktischen Beruf hineinfinden«. In einem späteren Zusatz fügt er melancholisch hinzu: »Tommi wird um mich weinen.«

Tochter Julias »lebhaftes Naturell« sei »unter Druck zu halten«. Carla wird immerhin »ein ruhiges Element bilden« und der kleine Vicco »hat so gute Augen«. Und seiner Frau – hinterlässt er einen letzten Rat aus dem Reich der Literatur: Sie möge sich gegenüber den Kindern »fest« zeigen, und, da er an ihre Festigkeit offenbar ohnehin nicht glaubt, rät er ihr, »alle immer in Abhängigkeit« zu halten. Der Fels, der sie stets an die fatalen Konsequenzen mangelnder Festigkeit erinnern soll, den findet der Konsul, der im Verborgenen Zola am Strand las, in einem Buch: »Wenn je sie wankend würde, so lese sie König Lear.« Und dann verabschiedet er sich für immer:

»Und nun befehle ich mich Gott! Aus viel Gefahr hat er mich errettet. Ich danke ihm von Herzen. Er hat mich gesegnet und Einige auch durch mich.«

Es war für den Senator wohl der letzte Moment, in dem er noch würdig sterben konnte. Das Kapital der Familie und Firma war immer weiter geschrumpft, immer schwerer und immer unglaubwürdiger war es geworden, die alte, umfassende Überlegenheit und Würde der Familie vor aller Welt zu repräsentieren.

Und jetzt also war der Tod im richtigen Augenblick herangekommen. Die Beerdigung war tatsächlich noch einmal ein letzter, herrlicher Triumph. Die ganze Stadt in Schwarz und auf den Beinen. Ein letztes eindrucksvolles Ehrenzeugnis. Ein Triumphzug ins Grab. Der Senator Heinrich Mann hatte mit letzter Kraft alles gegeben und am Ende einen Strich gezogen. Es würde und es sollte nichts mehr kommen. Keine Firma mehr, kein repräsentatives Haus mehr. Mit seinem Tod war alles vorbei. Und das Ansehen der Familie war mit der Versenkung des Senators im Grab gleich mit versunken. Der Wille der Stadtgesellschaft zum eisernen Respekt vor den Manns – plötzlich dahin. Der Pastor nannte die Familie jetzt »verrottet« – und niemand widersprach.

Das war schlimm. Und es war eine Befreiung.

Julia zog mit den vier jüngsten Kindern in eine angemietete Villa vor den Toren der Stadt, aber auch nur, um sich einen Moment lang zu sammeln und zu sich zu kommen. Sie war ja auf diese neue Freiheit im Inneren gar nicht vorbereitet, sosehr sie sie vielleicht ersehnt hatte.

Aber die Stadt machte es ihr leicht, sich zu sammeln, sich auf ein neues, endlich eigenes Leben zu besinnen. Die üblen Nachreden, die sie schon zu Lebzeiten ihres Mannes stets begleitet hatten und die als böses Flüstern zu ihr gedrungen waren, wurden immer lauter. Hatte nicht sie, die fremde Frau, den treuen Gatten in Wahrheit ins Grab gebracht? Ihre Verschwendungssucht, ihre Maskenbälle, ihre Musik, ihre Musiker, ihr ganzes leichtes Leben? Und trauerte sie jetzt überhaupt angemessen? Hörte sie endlich auf, Männer zu treffen? Musik zu machen? Geld auszugeben, um dessen Erwerb sie sich nie im Leisesten gekümmert hatte? Sie dachte gar nicht daran. Und dass sie »King Lear« las, um den Kindern gegenüber Festigkeit zu bewahren, lässt sich wohl auch bezweifeln.

Auch im Sohn Tommy, von dem der sterbende Senator glaubte, dass er um ihn weinen werde, hatte er sich getäuscht. Der schrieb später: »Ich war ein leichtsinniger Junge, als ich meinen Vater verlor, wohl impressionabel, aber doch eigentlich noch unfähig, den Tod geistig zu erleben.«

Und Heinrich, dem er Rücksichtslosigkeit gegen andere, Mangel an Nachdenken vorgeworfen und ihm jedes schriftstellerische Talent abgesprochen hatte, erlitt wenige Monate nach dem Tod des Vaters einen Blutsturz, man musste um sein Leben fürchten und er brauchte lange, um sich wieder zu erholen. Angeblich, so hat er es später beschrieben, hatte ihm der Vater am Totenbett erklärt, er wolle ihm dabei helfen, Schriftsteller zu werden. Sehr glaubwürdig klingt das angesichts der Vorgeschichte und des Testamentes nicht. Wahrscheinlicher ist, dass der älteste Sohn, der vorbestimmte Firmenerbe, der mit aller Macht dieses Erbe ausgeschlagen hatte, sich von diesem öffentlichen Fluch befreien wollte durch seine Version der Geschichte. Die Last, durch seinen Oppositionsgeist, sein Desinteresse und seine Faulheit Firma und Vater in den Abgrund geführt zu haben, war zu schwer für ihn. Wie viel leichter hatte es da Thomas von vornherein. Im Windschatten des großen Bruders war er als Erbe niemals in Betracht gekommen. Zwei solche Niederlagen hatte der Vater nicht erleiden wollen, nicht erleiden können.

Als im Frühjahr 1893 auch noch Julias Vater, der alte Bruhns, gestorben war, hielt sie endgültig gar nichts mehr in Lübeck, der Stadt, in die sie 35 Jahre zuvor ausgesetzt worden war. Sie zog mit den drei jüngsten Kindern nach München. Die Stadt, die sie mit ihrem Mann zusammen kennen und lieben gelernt hatte. Keine andere deutsche Großstadt war weiter von Lübeck entfernt, außerdem liebte sie die künstlerische, freie, bohemehafte, südliche Atmosphäre. Die Töchter kamen mit, der kleine Vicco sowieso, zunächst auch der langsam wieder erholte Heinrich. Nur Thomas blieb in Lübeck. Er lebte seine Freiheit in vollen Zügen aus. Zum Beispiel war ihm die Schule jetzt einfach egal. Ja, er ging noch hin, aber er würde kein Abitur machen, das stand fest. Wie auch, so faul und unwillig und spöttisch, wie er war? Zweimal war er sitzen geblieben. Zu einem dritten Mal kam es nur deswegen nicht, weil auch die Lehrkräfte ihn aufgegeben hatten und ihn schlafen, spotten und faulenzen ließen und so durchwinkten. Zu einer verrotteten Familie zu gehören, hatte unbedingt auch seine Vorteile. Und Tommy, der Zarte, nutzte das aus.

Er dichtete weiter seine Verse, ging ins Theater, gründete mit seinem ihm treu ergebenen Freund Otto Grautoff eine Schülerzeitung. Die nannten sie »Frühlingssturm« und das sollte diese kleine Zeitschrift auch sein. Wie ein frischer Wind sollte dieses Blatt durch die engen Gassen fegen. Sie konnten darin vor allem einfach veröffentlichen, was sie selber wollten. Nicht, was die Welt von ihnen wollte. Als Thomas Mann vor einer Weile einen kurzen Prosatext an die örtliche Zeitung geschickt hatte mit der Bitte um Veröffentlichung, schrieb der Redakteur zurück: »Wenn Sie öfters solche Einfälle haben, sollten Sie wirklich etwas dagegen tun.« Der junge Dichter tat nichts dagegen, sondern veröffentlichte »Vision«, so nannte er das Prosastück, eben in seiner eigenen Zeitung. Es ist die Beschwörung einer vergangenen Liebe, an die sich der Erzähler, durch ein gefülltes Weinglas schauend, zu erinnern glaubt. Um eine Art erzwungene Liebe geht es: »Aber schwer und mit grausamer Wollust lastet mein Blick, wie damals. Lastet auf der Hand, in der bebend der Kampf mit der Liebe, der Sieg der Liebe pulsiert ... wie damals ... wie damals ...«

Als eine Art Leitartikel hatte Thomas Mann, der seine Texte mit dem wenig verhüllenden Pseudonym Paul Thomas zeichnete, eine Ehrenrettung Heinrich Heines vorangestellt. Er wehrte sich gegen die zeitgenössische Mode, Heine als Moralisten und als »guten Menschen« zu preisen. »Aber bleibt mir nur vom Leibe mit diesen sogenannt ›guten‹ Menschen, deren Gutheit aus praktischem Lebensegoismus und christlicher Moral mit möglichster Inkonsequenz zusammengestückt ist! Von dem süblimen, wirklich guten Idealmenschen bis zu diesem ridicülen Otterngezücht ist nicht ein Schritt, sondern eine Ewigkeit!«

Es gab nur zwei Nummern von dieser kühnen Zeitschrift. Der Absatz war wohl überschaubar. Aber ein wenig Luft hatte man sich doch verschafft, ein wenig Kontakt der eigenen Texte zur Welt da draußen. Ein bisschen Luft an die Gedanken. Ein Aufbruch.

Ein Gedicht hat der achtzehnjährige Thomas Mann darin auch veröffentlicht. Es heißt »Nacht« und es beschwört das Ende der Trauer, das Ende einer langen Nacht und den Beginn einer Art Feier, die das Leben ist und sein könnte, sein wird:

Nun hast du genug geweinet,
nun hast du genug geklagt,
und übergenug hast du
in starrem Schmerz geschwiegen …
Nun sei einmal ganz still.
So – so. Ganz still.
Siehst du, du warst lichtverwöhnt,
und nun graust dir's im Dunkeln …
Aber nun mach' einmal die Augen zu.
Ganz fest zu.
Dann wundert's dich nicht,
daß es finster ist …
Nein, nein, du kannst nicht schlafen –
Aber nun denk einmal an nichts.
Oder an Champagner.
Oder an einen Ball.
Siehst du – so.
Und bist du dann ganz still geworden,

dann blick' einmal um dich.
Ganz ruhig.
Ins Dunkel hinein,
das dir so bange macht …
Schwarz und kalt immernoch.
Kalt wie der Atem des Todes –
Und doch – doch –
Liegt's nicht im Dunkel der Nacht
Wie Ahnung des Morgenrots? …

Aus der Todeswelt ins Leben hinein, ins Morgenrot, die neue freie Welt. Auf einem Bild aus jenen Jahren sehen wir einen streng gescheitelten, bis unters Kinn zugeknöpften selbstbewussten jungen Mann mit spitzer Nase und ruhigem Blick in eine Ferne. Er wohnte in dieser freien Lübecker Zeit in kleinen Zimmern zur Untermiete, eine Weile zum Beispiel bei den Eltern des einst so heiß und innig geliebten Williram Timpe. Der interessierte ihn aber jetzt nicht mehr. Diese Liebe war vorbei. Der enge Freund Grautoff, mit dem er die Zeitung machte, war nur ein ergebener Freund, Sohn eines bankrottgegangenen Buchhändlers, den der alte Senator seinem Sohn, wenn sie ihn auf der Straße trafen, als abschreckendes Beispiel gezeigt hatte. So sieht ein Zerstörter aus, ein Bankrotteur, der nichts mehr gilt in der Welt. Zwei Söhne von Gestürzten. Die in der Buchstabenwelt Halt suchten. Und eine eigene Welt bauten.

Es ist in diesen Tagen in Lübeck, dass Thomas Mann in einer Illustrierten blättert und ein Bild darin sieht, die Reproduktion eines Gemäldes, auf dem fünf kleine Clowns zu sehen sind, Pierrots, vier davon mit spitzen Hüten, alle in Weiß und alle etwas frech, melancholisch und verträumt. Es ist ein bisschen berühmt in dieser Zeit. Es gab Servietten und alle möglichen anderen Gegenstände, die mit dem Bild bedruckt waren. Wer die fünf lockigen Jungs – es waren doch Jungs, oder? – waren, wusste man nicht. Thomas Mann befestigte das ausgeschnittene Bild mit Reißnägeln über seinem Schreibtisch. Und schaute es in diesen Aufbruchsjahren, in den Geburtsmonaten des Schriftstellers, täglich an.

Dann endlich, Ostern 1894, bläst der Frühlingssturm den jungen Mann aus der engen Stadt. Er hat sein Abgangszeugnis irgendwie erhalten, das Einjährigen-Freiwilligen-Zeugnis, das ihn zum Eintritt in die Armee berechtigt und verpflichtet. Aber Thomas Mann denkt gar nicht daran, kaum der Schule entflohen, ins nächste Gefängnis einzutreten. Er zieht der Familie nach München hinterher, zunächst zur Mutter in die großzügige Wohnung, in der sie regelmäßig Gesellschaften hat, Feste feiert, einen Salon unterhält. Eine Befreite, auch sie.

Viele Jahre nach ihrem Tod beschreibt ihr Sohn ihr Leben und ihren Salon im Roman »Doktor Faustus« nur wenig verändert als den Salon der Senatorin Rodde so:

»Ihre Bewandtnisse waren leicht zu durchschauen. Dunkeläugig, das braune, zierlich gekräuselte Haar nur wenig ergraut, von damenhafter Haltung, elfenbeinfarbenem Teint und angenehmen, noch ziemlich wohlerhaltenen

Gesichtszügen, hatte sie ein Leben lang als gefeiertes Mitglied einer patrizischen Gesellschaft repräsentiert, einem dienstbotenreichen und verpflichtungsvollen Haushalt vorgestanden. Nach dem Tode ihres Gatten (dessen Porträt, im Amtsornat, ebenfalls den Salon schmückte), bei stark herabgesetzten Verhältnissen und wohl nicht ganz zu bewahrender Stellung in dem gewohnten Milieu, waren Wünsche einer unerschöpften und wahrscheinlich nie recht befriedigten Lebenslust in ihr frei geworden, die auf ein interessanteres Nachspiel ihres Lebens in menschlich wärmerer Sphäre abgezielt hatten. Ihre Gesellschaften gab sie, so wollte sie es wahrhaben, im Interesse ihrer Töchter, vorwiegend aber doch, wie ziemlich deutlich war, um selbst zu genießen und sich den Hof machen zu lassen. Man unterhielt sie am besten durch kleine, nicht zu weitgehende Schlüpfrigkeiten, Anspielungen auf die gemütlich-unbedenklichen Sitten der Kunststadt, Anekdoten von Kellnerinnen, Modellen, Malern, die ihr ein hohes und zierlich-sinnliches Lachen bei geschlossenem Mund entlockten.«

Julia Mann war frei, eine Art von frei, aber natürlich hatte sie eine Schleppe von Konventionen und Vergangenheiten nach München mitgetragen. Ja, sie feierte Fasching ausgelassen, aber noch viereinhalb Jahre nach dem Tod ihres Mannes trieb ihren Sohn die Frage um, was wohl die Leute in Lübeck dazu sagen würden, wenn sie davon erführen. Als sich für ihre älteste Tochter Julia ein Bankier namens Löhr als ernsthafter Heiratsanwärter einstellte, war es lange Zeit nicht klar, ob er nicht lieber um die Mutter werben sollte. Eine »Reizbarkeit ... gegen das Unerledigt-Menschliche im Wesen der Mutter« hätten die Töchter erkennen lassen, schreibt Thomas Mann im Doktor Faustus. Und wann immer die Söhne in ihrem späteren Werk eine Figur auftreten lassen, die ihrer Mutter ähnelt, fehlt nicht der Hinweis auf das unerlaubt Liederliche, das Frivole, unverantwortlich Verführerische, spielerisch Erotische im Wesen all dieser Frauen. Von den Töchtern als Konkurrentin gefürchtet, von den Söhnen als unwürdige Witwe mit peinlichen Gefühlen beäugt. Wirklich frei konnte sie nie mehr sein. Sie konnte Freiheit nur noch spielen.

Thomas Mann in diesen Jahren war euphorisch aufbruchsfroh und ängstlich gefesselt zugleich. Die Erkenntnis, einer plötzlich verrotteten Familie zu entstammen, war auch für ihn nicht nur eine Befreiung. Der Fluch, versagt zu haben vor den Anforderungen des Lebens, der Fluch, eine Mitschuld zu tragen am Untergang dieser Familie, am Tod des Vaters, wird ihn ein Leben lang nicht loslassen. Und dann ist da dieses falsche Gefühl in ihm. Die Liebe zu Armin, zu Willri, die Angst vor dem Spott des Bruders und der Welt. Dieses zarte, nicht auszusprechende, tief in ihm verschlossene Gefühl heiliger und zugleich falscher Liebe. Mit Otto Grautoff kann er darüber reden. Der leidet auch darunter. Aber sonst mit niemandem. Er vertraut es ansonsten nur seinen Tagebüchern an, schreibend also sich selbst.

In München probierte er zunächst ein kleines bürgerliches Leben. Seine Mutter hatte ihm eine Ausbildungsstelle in einer Versicherungsanstalt verschafft, ohne Bezahlung, unendlich langweilige Aktenarbeit. Es war von Beginn an klar, dass er hier nur zum Schein arbeitete. Er wusste, er würde Dichter werden und berühmt. Heimlich schrieb er unter dem Pult erste Novellen, die erste nannte er »Gefallen«, die hat er mehr oder weniger abgeschrieben von einer Novelle seines großen Bruders, der sie verworfen hatte. Für ihn war sie gut genug, die Geschichte eines jungen, unschuldigen, armen Mädchens, Irma, das sich heimlich prostituiert, um das fürs Leben notwendige Geld zu verdienen. Der »junge, blonde Idealist«, der Irma liebt und ihr Geheimnis entdeckt, bleibt erschüttert zurück. Erschüttert von Irmas Unmoral und der der Welt. Die Novelle bringt dem jungen Mann einen kleinen Erfolg: Der damals berühmte Dichter Richard Dehmel gratuliert ihm, lässt sie veröffentlichen, fordert ihn auf, mehr zu schreiben, und Thomas Mann sucht in sich nach weiterem Stoff, nach Literatur.

Er probiert aus, schreibt, verwirft, kündigt bei der Versicherung. Jeden Monat werden ihm die Zinsen seines Anteils des väterlichen Erbes ausgezahlt, davon kann er leben. Er reist mit dem großen Bruder nach Italien, nach Rom zunächst, dann nach Palestrina in die Berge. Sie schreiben beide, eng vertraut, planen, mal etwas Gemeinsames zu schreiben, ihre gemeinsame Geschichte, wer weiß?

Die Liebe vor allem trennt sie. Heinrich lebt sich sorglos aus. Thomas leidet heimlich. Nur Grautoff schreibt er, was er leidet. Vom »Ausrotten eines schlechten Triebes«

schreibt er ihm, der nötig sei, von den »Hunden im Souterrain«, die an die Kette zu legen seien. Aber die Angst, dass sie sich losreißen könnten, ist immer da. Irgendwann verbrennt er auch seine Tagebücher. Aus Angst, dass sie, wenn er »plötzlich sanft hinüberschlummerte«, gelesen werden könnten. Die übergroße Scham reicht über den Tod hinaus. Wie würde er dastehen, der Senatorensohn? Auch dem Freund rät er zum Verbrennen seiner Schriften und Briefe. Auch vor dessen Notizen hat er Angst. Auch vor Grautoffs loser Zunge. Wer weiß, was der über ihn erzählt? Einmal bezahlt ihm Thomas Mann sogar die erste Sitzung bei einem Hypnotiseur, der verspricht, Homosexuelle von ihrem Trieb zu heilen. Kurz darauf gerät er in Panik, dass Grautoff dem Mann von ihm erzählt oder ihm Aufzeichnungen zur Verfügung gestellt haben könnte. Womöglich verwendet der das für ein psychiatrisches Werk, das alle Welt dann lesen wird? Um Himmels willen. »In (sic!) Deiner Stelle würde ich mit aller Schroffheit auf die Rückgabe meines Eigentums dringen. Die Sache ist mir umso unheimlicher, als der Verdacht nahe liegt, daß Du auch *mich* in den Schriften gelegentlich kompromittiert, meinen Namen, meine Äußerungen von mir erwähnt hast etc. etc.«

Diese Angst vor der Nacktheit vor aller Welt. Grautoff wird ihn irgendwie beruhigt haben. Wir kennen seine Briefe nicht. Thomas Mann beruhigt sich und verbirgt sich weiterhin, so gut er kann.

Bis er sich nicht mehr verbirgt. Bis er, für eine Weile zurückgekehrt nach München, eine neue Novelle probiert, »Der kleine Professor« soll sie heißen. Es ist die Geschichte eines verwachsenen Männchens. Seine betrunkene Amme hatte ihn als Säugling vom Wickeltisch fallen lassen. Er ist ein Krüppel, ein Ausgeschlossener des Lebens. Als er sich zum ersten Mal in ein Mädchen verliebt und erkennen muss, dass sie und, wie er meint, auch jede andere ihn niemals lieben wird, beschließt er, sich zu wappnen. Eisenwände um seine Seele zu bauen, Eisenwände aus Literatur und Musik und dem unbedingten Willen zur Zufriedenheit. Um das Leben auszuhalten. Den Schmerz, dass er nicht glücklich lieben darf. »›Gut‹, sagte er zu sich, ›das ist zu Ende. Ich will mich niemals wieder um dies alles bekümmern. Den anderen gewährt es Glück und Freude, mir aber vermag es immer nur Gram und Leid zu bringen. Ich bin fertig damit. Es ist für mich abgethan. Nie wieder. –«

»Der kleine Herr Friedemann«, so heißt der kleine Professor – und unter diesem Titel wird die Novelle später erscheinen –, ist die erste Figur im Werk Thomas Manns, die ein Leben unter dem Motto »Verleugne dich selbst« zu führen versucht. Die die innersten Sehnsüchte in sich verschließt, ein Leben gegen sich selber führt und am Ende untergeht.

Friedemann ist nicht schwul, er gestattet sich nur nicht zu lieben, aus Angst, lächerlich zu erscheinen. Doch als die Frau des neuen Stadtkommandeurs ins Städtchen zieht, ist es um ihn geschehen. Gerda von Rinnlingen ist stolz, sie raucht, sie reitet, sie liebt die Oper, sie spielt Violine, ihre Arme sind herrlich, ihr Busen ist es auch.

Wahrscheinlich führt auch sie ein falsches Leben, wahrscheinlich ist sie mit dem falschen Mann verheiratet und sucht deshalb den Ausweg in die Musik.

Es scheint, als erkenne sie in dem kleinen Herrn Friedemann einen Geistesverwandten. Aber sie ist unendlich viel stärker als er. Sie hat das Leben im Griff, sie ist das Leben selbst, trotz aller Wagner-Verehrung und Liebe zur Musik. Sie spielt mit dem verwachsenen Friedemännchen, sie lockt ihn bei einer Festlichkeit in ihren abenddämmrigen Park. Er liegt nicht am Meer, sondern am Ufer eines Flusses, einen Springbrunnen gibt es, kleine Papierschiffchen fahren darauf. Ein Kindermeer. Gepflegte und gehegte Natur, keine Gefahr eigentlich.

Der kleine Herr Friedemann sehnt sich nach dem Wasser, nach dem Fluss und fürchtet ihn auch. Ein Sog geht von ihm aus.

Er widersteht zunächst. Die Fesseln, die er um seine Seele, um sein Innerstes, gelegt hatte, halten noch. Doch Gerda kommt. Und weiß, wohin sie gehen. »›Am Wasser‹, sagte sie, ›ist ein hübscher Platz, wo ich schon oft gesessen habe. Dort können wir einen Augenblick plaudern. – Sehen Sie, dann und wann glitzert zwischen dem Laub ein Stern hindurch.‹«

Sie führt ihn langsam und sicheren Schrittes dorthin, ans Wasser. Sie löst langsam Faden um Faden des Stoffpanzers, der ihn hält und umgibt, führt ihn langsam im Gespräch in den Tod:

Ob er nie glücklich war in den dreißig Jahren seines Lebens, fragt sie ihn. »Nein«, sagt er, »das war Lüge und

Einbildung.« Er habe es versucht, sagt er. Sie nennt ihn »tapfer« und sagt, dass sie sich auch aufs Unglück vorbereite, und fügt hinzu: »Solche Sommernächte am Wasser sind das Beste dafür.«

Friedemann erkennt die Verwandte in ihr, er kann nicht mehr, er will, er muss sich ihr ganz ergeben: »Sie wissen es ja«, keucht er und: »Lass mich ... ich kann nicht mehr ...« Zitternd geht er vor ihr zu Boden, drückt sein Gesicht in ihren Schoß. Ein schrecklicher, vollkommener Zusammenbruch. Was für eine Peinlichkeit. Sie stößt ihn von sich, schleudert ihn mit einem verächtlichen Lachen zu Boden und geht davon. Er liegt so da, mit dem Gesicht im Gras, der letzte Panzer ist abgeworfen. »Er lag am Wasser.«

Dann ist es vorbei: »Was ging eigentlich in ihm vor, bei dem, was nun geschah? Vielleicht war es dieser wollüstige Haß, den er empfunden hatte, wenn sie ihn mit ihrem Blicke demütigte, der jetzt, wo er, behandelt von ihr wie ein Hund, am Boden lag, in eine irrsinnige Wut ausartete, die er bethätigen mußte, sei es auch gegen sich selbst ... ein Ekel vielleicht vor sich selbst, der ihn mit einem Durst erfüllte, sich zu vernichten, sich in Stücke zu zerreißen, sich auszulöschen ...«

Auf dem Bauch liegend, schiebt er sich ans Ufer, lässt den Oberkörper ins Wasser fallen. »Er hob den Kopf nicht wieder; nicht einmal die Beine, die am Ufer lagen, bewegte er mehr.«

Mit dieser Geschichte ist Thomas Mann erst eigentlich ein Schriftsteller geworden, einer, der im Schreiben an sein Innerstes rührt, sein Leben in Kunst verwandelt und sich ganz und gar und schutzlos preisgibt. Dieser Herr Friedemann war eine unglaubliche Befreiung. Eine größere vielleicht noch als der Tod des Vaters, als das Ende der Schulzeit, als der Fortzug aus Lübeck. Endlich konnte er ganz und gar sich selbst erzählen, sein verstecktes Leiden, sein Leben gegen sich selbst, den Hass auf sich selbst. Und von diesem schrecklichen Sog in den Abgrund, ins Wasser, dorthin, wo alles endet und man endlich alles fahren lassen kann, das ganze falsche Leben.

Wenige Monate zuvor, im Winter 1896, hatte er in einem Roman von einem solchen Sog gelesen. »Soog«, schrieb der Autor in altertümlicher Weise: »Dann wird es dann ein Soog, und am stärksten immer dann, wenn der Wind nach dem Lande hin steht. Dann drückt der Wind das Meerwasser in das kleine Rinnsal hinein, aber nicht so, dass man es sehen kann. Und das ist das schlimmste von der Sache, darin steckt die eigentliche Gefahr. Alles geht nämlich unterirdisch vor sich, und der ganze Strandsand ist dann bis tief hinunter mit Wasser durchsetzt und gefüllt. Und wenn man dann über solche Sandstelle weg will, die eine mehr ist, dann sinkt man ein, als ob es ein Sumpf oder ein Moor wäre.«

Es ist hier von der Natur die Rede, von einem unheimlichen Naturphänomen an der Ostsee, dem sogenannten »Schloon«. Es klingt wie ein Geist, ist aber nur der Name für diesen unheimlichen Sumpf, der Menschen und Kutschen verschlingt, ohne dass man das Unheimliche des schwankenden Grundes an der Oberfläche erkennen kann.

Beschrieben wird dieser unheimliche Schloon in Theodor Fontanes Roman »Effi Briest«. Thomas Mann hat ihn gleich nach dem Erscheinen mit großer Begeisterung gelesen. Dieser Schloon wird die Heldin Effi Briest eines Nachts beinahe verschlingen. Effi führt ein falsches Leben, sie hat sich früh mit dem vertrockneten, strengen, ehrverliebten Baron von Innstetten verheiratet. Sie hat sich abgefunden. Falsches Leben, dann ist es eben so. Bis sie eines Abends allein in einer Kutsche mit dem anziehenden Major von Crampas durch diesen dunklen, soghaften, verschlingenden Schloon fährt, unter dessen scheinbar festen Grund das Meerwasser sickert. Die Kutsche versinkt nicht, aber die beiden Menschen darin vermögen dem Sog, der sie zueinander zieht, nicht mehr zu widerstehen. »Bis dahin waren Luft und Licht um sie her gewesen, aber jetzt war es damit vorbei, und die dunklen Kronen wölbten sich über ihr.« Effi betet und bittet darum, dass Gott eine Mauer um sie bauen möge. Die baut er nicht. »Sie fürchtete sich und war doch zugleich wie in einem Zauberbann und wollte auch nicht heraus.«

Wir wissen ja, wie es weitergeht mit Effi: »So trieb sie denn weiter, heute, weil sie's nicht ändern konnte, morgen, weil sie's nicht ändern wollte. Das Verbotene, das Geheimnisvolle hatte seine Macht über sie.«

Als alles verloren ist, ihre Liebe, ihr Kind, ihre Ehre, sehnt sie sich nach dem Ende, nach einer Rückkehr »in unsere himmlische Heimat ..., zu den Sternen oben oder noch darüber hinaus!«. Das Letzte, was wir von ihr lesen, ist das: »Die Sterne flimmerten, und im Parke regte sich kein Blatt. Aber je länger sie hinaushorchte, je deutlicher hörte sie wieder, daß es wie ein feines Rieseln auf die Platanen niederfiel. Ein Gefühl der Befreiung überkam sie: ›Ruhe, Ruhe.‹« Dann ist sie tot.

In der Geschichte, die der Effi-Leser Thomas Mann daraufhin schrieb, heißt es: »War es nicht das beste, noch einmal um sich zu blicken und dann hinunter in das stille Wasser zu gehen, um nach einem kurzen Leiden befreit und hinübergerettet zu sein in die Ruhe? Ach, Ruhe, Ruhe war es ja, was er wollte!«

Die Flucht aus dem falschen Leben, die in jenem anderen Buch im Schloon am Meer begann, hier findet sie ein doppeltes Ende. Erst Effi, dann Herr Friedemann. Sie finden, was sie ersehnt haben. Ruhe, Ruhe.

Nachdem er die Novelle abgeschlossen hatte, fuhr Thomas Mann zusammen mit seinem großen Bruder wieder nach Italien. Eigentlich hatte er nach Korsika gewollt und von da aus weiter nach Sizilien, dann nach Afrika. Er erinnerte sich vor seiner Abreise in einem Brief an Grautoff an den früh von fern geliebten Willri Timpe. Er wollte fort von Europa, fort auch von dem drohenden Militärdienst, fort überhaupt von allen Pflichten, allen Alltagsfesseln. Er hat jetzt die Geschichte des angekündigten Todes geschrieben, »Der Tod«, die er bei einem Preisausschreiben eingereicht hatte, er hat die Novelle »Der Wille zum Glück« geschrieben und den Friedemann.

Jetzt geht es ans Meer, zunächst nach Venedig für ein paar Tage, dann weiter nach Ancona, dann wieder nach Rom, wo er mit einigem Enthusiasmus all die Orte wiedersieht, die er ein Jahr zuvor verlassen hat. Heinrich will bleiben, aber Thomas will weiter, weiter nach Sizilien, nach Neapel, er hofft, sich hier am Rande Europas von der europäischen Zivilisiertheit lösen zu können. Eine »ausgesuchte Mischsensation aus Rom und Orient« verspricht er sich hier zu erleben. Und er wird nicht enttäuscht:

»Das ist nicht mehr Europa, – endlich nicht mehr Europa! ... Jenseits der Bucht beginnt, während ich schreibe, der Vesuv zu erglühen. Ich sehe allem zu, nachdenklich und ein wenig müde vor Einsamkeit«, schreibt er an Otto Grautoff. »Meine Gedanken gleiten hin und wieder, gleich jenem Licht auf dem Wasser, das auf der dunklen Fläche etwas zu suchen scheint. Ich denke an mein Leiden, an das Problem meines Leidens.« Es ist, als wiederhole der junge Dichter hier brieflich die letzten Lebensszenen aus jener Novelle, die er in Deutschland beendet hatte. Der Blick auf das Wasser, das kleine Licht auf dem dunklen Wasser, das Nachdenken dort über die letzten Dinge. Im Dialog – mit sich selbst: »Woran leide ich? An der Wissenschaft ... wird sie mich denn zu Grunde richten? Woran leide ich? An der Geschlechtlichkeit ... wird sie mich denn zu Grunde richten? – Wie ich sie hasse, diese Wissenschaft, die selbst die Kunst noch zwingt, sich ihr anzuschließen! Wie ich sie hasse, diese Geschlechtlichkeit, die alles Schöne als ihre Folge und Wirkung für sich in Anspruch nimmt! Ach, sie ist das Gift, das in aller Schönheit lauert! ... Wie komme ich von der Wissenschaft los? Durch die Religion? Wie komme ich von der Geschlechtlichkeit los? Durch Reisessen?«

Es ist ein zäher Kampf gegen sich selbst, den Thomas Mann hier über dem Golf von Neapel kämpft. Noch viele Jahre später wird er die Welt von seinem heftigen »sexuellen Durchbruch« im Alter von zwanzig Jahren unterrichten. Er ist im Getümmel der Straßen von Neapel allein, er sitzt im Café und wirft armen Straßenjungs, die sich um seinen Tisch versammeln, seinen Zucker zu, lacht über ihr Glück danach, »sie beißen und schlucken mit Wollust«. Und Händler bieten dem blassen schnurrbärtigen Touristen zischelnd »schöne Mädchen« an »und nicht nur Mädchen«, schreibt er an Grautoff.

Gewiss bemerken die erfahrenen Männer das Schwanken des Deutschen: »Sie lassen nicht ab, sie gehen mit und preisen ihre Waare an, bis man grob wird. Sie wissen nicht, daß man beinahe entschlossen ist, nichts mehr als Reis zu essen, nur um von der Geschlechtlichkeit loszukommen! ...«

Vielleicht wissen sie es doch. Vielleicht sehen sie es ihm an, spüren es. Vor allem aber wissen diese Zuhälter mit dem erfahrenen Blick, dass eine solche Askesestrategie der von ihren innersten Sehnsüchten Gepeinigten selten dauerhaft zum Erfolg führt. Die Membrane, die solche Menschen schützen, sind oft sehr dünn. Die Zuhälter müssen ihre »Ware«, ihre Mädchen, ihre Jungs, nur immer wieder anpreisen. Irgendwann werden sie siegen. Reis essen – unwahrscheinlich, dass der Reisende selbst an einen Erfolg seiner Strategie glaubt.

Aber er hat das Schreiben. Die Literatur. Den Friedemann. Er kann wenigstens jetzt von sich sprechen, von seiner Selbstkasteiung, seinem Selbsthass, seiner Angst, dass die Fesseln reißen, die er um sein Innerstes gespannt hat. Er kann davon erzählen. Er ist nicht mehr so grauenvoll allein mit all dem, was ihn peinigt und worüber der große Bruder spottet. Es ist, als stelle er sich nackt in die Welt und die Welt applaudiere ihm für seine schönen Kleider.

Er wird sich dieses Glückes erst nach und nach bewusst. Im Dezember kehrt er nach Rom zurück, wo er jetzt wieder zusammen mit Heinrich lebt. Im April 1897 schreibt er an Grautoff: »Seit dem ›Kleinen Herrn Friedemann‹ vermag ich plötzlich die diskreten Formen und Masken zu finden, in denen ich mit meinen Erlebnissen unter die Leute gehen kann, während ich ehemals, wollte ich mich auch nur mir selbst mitteilen, eines heimlichen Tagebuchs bedurfte …« Und drei Monate später noch forscher und glücklicher: »Seit einiger Zeit ist es mir, als hätte ich die Ellbogen frei bekommen, als hätte ich Mittel und Wege gefunden, mich auszusprechen, auszudrücken, mich künstlerisch auszuleben, und während ich früher eines Tagebuchs bedurfte, um, nur fürs Kämmerlein, mich zu erleichtern, finde ich jetzt *novellistische*, öffentlichkeitsfähige Formen und Masken, um meine Liebe, meinen Haß, mein Mitleid, meine Verachtung, meinen Stolz, meinen Hohn und meine Anklagen – von mir zu geben … Das begann, glaube ich, mit dem ›Kleinen Herrn Friedemann‹.«

Das Beste an alldem: Es war nicht nur eine innere Befreiung und Erleichterung. Der Entschluss, einfach die wahre Wahrheit zu schreiben, förderte auch eine ganz neue literarische Kraft zutage. Eine Wucht und Schönheit, die dem Willen zur Wahrhaftigkeit entsprang.

Ausgerechnet jener Samuel Fischer, den Heinrichs und Thomas' Vater kurz vor seinem Tod in Berlin aufgesucht hatte, um zu prüfen, ob er auch ein seriöser Mann sei, schrieb ihm im Mai 1897 einen Brief nach Rom. Er hatte in der neuesten Novelle von Thomas etwas entdeckt, einen neuen Ton, einen literarischen Kern, ein

Hoffnungszeichen für etwas Größeres, etwas Großes vielleicht. Samuel Fischer schreibt an Thomas Mann in Rom, nachdem er den Friedemann gelesen hatte, dass er einen ganzen Novellenband von Thomas Mann in seiner »Collection Fischer« herausgeben wolle, 150 Mark könne er dafür zahlen, er wisse, das sei nicht viel. Und fügt hinzu: »Ich würde mich aber freuen, wenn Sie mir Gelegenheit geben würden, ein größeres Prosawerk von Ihnen zu veröffentlichen, vielleicht einen Roman.« Denn: »Für Publikationen dieser Art kann ich ungleich bessere Honorare bezahlen.«

Und so regte jener Mann, der den letzten Vertreter der Kaufmannsdynastie Mann ob des zweifelhaften Schicksals seines ältesten Sohnes kurz vor dessen Tode beruhigt hatte, den zweitältesten Sohn jenes untergegangenen Hauses zum Verfassen des Untergangsromans an, der den Weltruhm des Verlagshauses Fischer und den des jungen Autors begründen sollte.

Thomas Mann jedenfalls war natürlich sofort bereit. »Ungleich besseres Honorar«? Das klang doch ausgezeichnet in den Ohren des Kaufmannssohnes. Er hatte ohnehin schon länger geplant, kurzzeitig auch gemeinsam mit Heinrich, eine Geschichte über die eigene Familie zu schreiben. Das war doch jetzt ein guter Anlass und voller Tatendrang schrieb er an Freund Grautoff nach Deutschland, Fischer habe in Briefen »wiederholt« den Wunsch nach einem größeren Prosawerk geäußert. Also: »Das Neuste ist, daß ich einen Roman vorbereite, einen großen Roman – was sagst du dazu?« Und auch der Stoff steht schon fest und die Richtung, die das Ganze nehmen soll: »Nun aber habe ich, ziemlich plötzlich, einen Stoff entdeckt, einen Entschluß gefasst und denke nächstens, nachdem ich noch ein bisschen kontempliert, mit dem Schreiben zu beginnen. Der Roman, der etwa ›Abwärts‹ heißen« … der Rest des Briefes fehlt uns leider. Aber den Roman gibt es und ihn kannte eine Weile lang beinahe die ganze Welt.

TRAVEMÜNDE. PARADIES

Drei Buddenbrooks fahren ans Meer. Zwei finden dort das Glück, einer den Tod. Drei berühmte Kapitel aus dem Buch, das Thomas Mann in Rom zu schreiben beginnt, spielen in Travemünde an der Ostsee. In jedem dieser drei Kapitel wird auf andere Weise deutlich, warum es mit dieser Familie wirklich abwärtsgeht, warum die Buddenbrooks dem Untergang geweiht sind. Denn es ist ja nicht die erstarkende Sozialdemokratie, sind nicht die aufstrebenden Hageströms, sind nicht betrügerische Ehemänner oder finanzielle Fehlspekulationen oder eine vom Himmel gefallene Verfeinerung der Familiennerven. Der Grund für die Auslöschung der Familie ist das falsche Leben, das diese Menschen führen. Sie führen ein Leben gegen sich selbst, gegen ihre wahren Leidenschaften, verleugnen sich, verstecken sich, das geht nicht ewig gut. Im Gegenteil, dieses nicht gelebte Leben wird als seelisches Unheil an die nächste Generation weitervererbt und wächst in diesen, die den wahren Grund dafür gar nicht mehr kennen können, zu einem schweren Senkblei der Seele, das sie hinabzieht. Ein unendlich schweres Gewicht, dem der letzte, zarte, sehnsüchtige Hanno nichts mehr entgegenzusetzen hat.

Mit Tony fängt es an. Ist ein offenerer, herzensfreundlicherer Mensch vorstellbar? Ihre Fahrt ans Meer ist eine

Flucht vor dem falschen Ehemann, vor Bendix Grünlich, der sie heiraten will und der der Familie als sogenannte »gute Partie« gilt. Er ist es nicht. Tony fühlt längst, dass er lügt, alles in ihr strebt von diesem falschen Mann weg. Sie ist ein Geradeausmensch, direkt, offen, spricht jede Schwierigkeit, jede Verwunderung augenblicklich an. Sie ist und bleibt bis zum Ende die einzige Buddenbrook ohne Seelenverstopfung. Auch wenn sie ihre Leidenschaften im Dienst einer höheren Sache – der Familie – unterdrückt, erzählt sie der ganzen Welt davon und fügt sich.

»Nach Travemünde geht es immer geradeaus.« So beginnt ihre Reise an den perfekten Ort. Sie wohnt bei den Schwarzkopfs, sogenannten einfachen Leuten, in ihrem Haus »in der Vorderreihe«, mit Aussicht auf die See, das ist »die Hauptsache« für Tony. Sie schläft sogar auf dem Meer, kann man sagen, getrocknetes Meer, ihre Matratze ist mit Seegras gefüllt. Das Meer umhüllt sie ganz. Und dann ist da eben – ganz plötzlich ist er da – dieser blondeste junge Mann der Welt, »so blond wie möglich« ist er. Einen sonderbaren Namen hat er, irgendwas mit »›Moor‹ oder ›Mord‹«, etwas Abgründiges jedenfalls. Egal, er gefällt ihr sehr, dieser Herr Mord oder Moor. Er liest viel, vor allem am Strand, und kommt dann zu spät, da man am Strand die Zeit vergisst.

Bald schon vergessen sie die Zeit gemeinsam. »Wie wäre es, wenn ich nun zum Strande ginge? Sehen Sie, es ist beinahe ganz blau geworden. Heute wird es nicht mehr regnen. Ich habe die größte Lust, wieder einmal in die See zu springen. Wollen Sie mich nicht hinunter begleiten? …«

Doch, er hat Lust. Morten heißt er übrigens in Wirklichkeit. Und meistens sitzen die beiden nur gemeinsam »auf den Steinen« und schauen aufs Meer. »Auf den Steinen sitzen«, das wird ihre Wendung des gemeinsamen Glücks, wenn die Welt stillsteht und einfach alles nur gut ist. Kein Wunsch nach einem Irgendwo, einem Irgendwann. Einfach nur Gegenwart. Die Welt müsste einfach nur stehenbleiben und die beiden Menschen auf den Steinen am Meer für die Ewigkeit festhalten.

Etwas Bedrohliches hat er aber von Anfang an, ihr blonder Morten vom Meer. Er studiert Medizin in Göttingen, er hat dort ein Gerippe auf seinem Zimmer, dem er eine Polizistenuniform angelegt hat. Und er liest viel für sein Studium. Nein, die Bücher seien nichts für Tony, »lauter Blut und Gedärme und Elend« sei darin, sagt er warnend, berichtet von Lungenbläschen, die mit wässriger Flüssigkeit angefüllt seien. Einer Lungenerkrankung, die tödlich enden könne. »Wenn es schlimm ist, kann man nicht mehr atmen und stirbt ganz einfach. Und das alles ist ganz kühl von oben herab behandelt …«

Nein, für Tony ist das wirklich nichts. Was sie so lese, fragt Morten. »Hoffmann«, antwortet sie. Ebenjenen E.T.A. Hoffmann, dessen Meeresmärchen Undine Julia Mann ihren Kindern hier oben an der Ostsee einstmals vorgelesen hat. »Kennen Sie Hoffmann?«, fragt Tony ihn. »Den mit dem Kapellmeister und dem goldenen Topf? Ja, das ist sehr hübsch … Aber wissen Sie, es ist doch wohl mehr für Damen. Männer müssen heute etwas anderes lesen.«

Dieser Morten ist nicht nur Student, er ist auch Demokrat und Freiheitsdenker. Tony nennt er »eine Romantikerin«, als sie ganz verzaubert in seinem Namen einen ausländischen Klang entdeckt zu haben glaubt. »Sie haben zu viel Hoffmann gelesen.«

Romantik und Demokratie treffen sich am Strand. Und in einem unbedachten, besonders herrlichen Moment scheint es so, als könne die Demokratie, die Utopie der Freiheit, von der Morten redet, am Ende gewinnen. Dieser Meeresdialog geht so:

»›Was wollen Sie?‹

›Wir wollen die Freiheit!‹ sagte Morten.

›Die Freiheit?‹ fragte sie.

›Nun ja, die Freiheit, wissen Sie, die Freiheit …!‹ wiederholte er, indem er eine vage, ein wenig linkische, aber begeisterte Armbewegung hinaus, hinunter, über die See hin vollführte, und zwar nicht nach jener Seite, wo die mecklenburgische Küste die Bucht beschränkte, sondern dorthin, wo das Meer offen war, wo es sich in immer schmaler werdenden grünen, blauen, gelben und grauen Streifen leicht gekräuselt, großartig und unabsehbar dem verwischten Horizont entgegendehnte …

Tony folgte mit den Augen der Richtung seiner Hand; und während nicht viel fehlte, daß Beider Hände, die neben einander auf der rauhen Holzbank lagen, sich vereinigten, blickten sie gemeinsam in die selbe Ferne. Sie schwiegen lange, indes das Meer ruhig und schwerfällig zu ihnen heraufrauschte … und Tony glaubte plötzlich einig zu sein mit Morten in einem großen, unbestimmten, ahnungsvollen und sehnsüchtigen Verständnis dessen, was ›Freiheit‹ bedeutete.«

Sie glaubt sich einig mit ihm. Aber sie ist es nicht. Vielleicht meint sie in diesem Moment dieselbe Freiheit wie er, die Romantikerin und der Republikaner, in der gleichen Freiheitsidee vereint. Aber Tony ist nicht frei. »Ein Abgrund trennt Sie von uns andern«, weiß Morten.

Und so geht der Sommer zu Ende. Morten wird frei bleiben. Tony nicht. Das Meer weiß schon vor ihnen vom bevorstehenden Abschied. Die Saison ist zu Ende. Der Herbst kommt und nimmt die Freiheit mit. »Sie sahen die grünen, mit Seegras durchwachsenen Wände der Wellen an, die drohend daherkamen und an dem Steinblock zerbarsten, der sich ihnen entgegenstellte ... in diesem irren, ewigen Getöse, das betäubt, stumm macht und das Gefühl der Zeit ertötet.«

Und jetzt, da das Gefühl für die Zeit gestorben ist, versprechen sie einander, diesen Nachmittag am Strand nie zu vergessen, sie küssen sich scheu, »dann sahen sie nach verschiedenen Richtungen in den Sand und schämten sich über die Maße«.

Tony schreibt nach Hause einen Brief, dass sie diesen Grünlich nun endgültig nicht heiraten werde, sondern ihren Morten vom Meer, »aber das muß ich Dir sagen, lieber Papa, so jung ich bin, aber das wird das Leben Manchen gelehrt haben, daß Reichtum allein nicht immer jeden glücklich macht«.

Für sie hat das Leben beides nicht vorgesehen. Sie wird auf die Liebe verzichten und sie wird trotzdem nicht reich werden, sie wird das Unglück der Familie vermehren und auch selbst nicht glücklich sein. Aber diesen Sommer am Meer, den merkt sie sich bis zum Schluss. Sie verspricht es Morten und sich selbst. Sie schaut zum Abschied alles noch einmal an, wie um es zu bewahren für immer, das Leuchtenfeld, den Musiktempel, den Mövenstein im Meer, die Steine, auf denen sie saßen, sie sieht die Menschen von hier oben vom Meer und denkt voller Trauer, während sie schon davonfährt, »*die* blieben hier«. Sie nimmt das Meer einfach mit, die Gespräche mit Morten: »Es bereitete ihr eine beglückende Genugthuung, sich feierlich zu versprechen, daß sie dies Alles als etwas Heiliges und Unantastbares in sich bewahren wollte.«

Kann ja sein, sie muss diesen Grünlich doch heiraten. Es ist ganz gleichgültig. Sie hat diesen Schatz in sich, diesen Panzer aus Glück und Vergangenheit, diese Gewissheiten, die sie hier oben am Strand für immer eingesammelt hat. Ihr Bruder Thomas holt sie ab. Ihre Tränen sind ihm peinlich. Er sagt, sie tue ihm »herzlich leid« und dass er sie sehr gut verstehe, aber »dergleichen muss durchgemacht werden«, er kenne das. Lächerlich, denkt Tony: »Du kennst gar nichts, Tom!«, sagt sie. Und sie glaubt es auch, weil der Bruder ebendiese viel festere Fassade hat, weil er nur heimlich geliebt hat. Er trägt die Spaltung selbst in sich. Er kann wohl ein Blumenmädchen lieben mit ganzem Herzen. Aber er ist Buddenbrook genug, sich selbst zur Ordnung zu rufen und dieser Liebe zu entsagen. Um sich eine standesgemäße, reiche Frau mit ordentlicher Mitgift zu suchen. Mit dem Herzen hat das alles nichts zu tun.

Kein Zufall, dass er hier, vom Meer kommend, neben der weinenden Tony verkündet, dass er demnächst nach Amsterdam aufbrechen werde. Sein Vater habe dort für eine Weile eine Stelle für ihn. Er wird von dort mit seiner zukünftigen Frau Gerda zurückkehren. Sie bringt eine fantastische Mitgift und eine Geige mit. Er selbst weiß, dass er in die Tiefen seiner Seele besser nicht hinabschauen sollte bei dieser Entscheidung, die er später so kommentiert: »Ich verehre Gerda Arnoldsen mit Enthusiasmus, aber ich bin durchaus nicht gesonnen, tief genug in mich selbst hinabzusteigen, um zu ergründen, ob und inwiefern die hohe Mitgift, die man mir gleich bei der ersten Vorstellung ziemlich cynischer Weise ins Ohr flüsterte, zu diesem Enthusiasmus beigetragen hat.« Er weiß schon, warum er nicht gesonnen ist, dorthin hinabzusteigen, wo er die letzte Wahrheit in sich vergraben hat. Er bleibt so lange an der Oberfläche seiner Seele, solange der Grund ihn trägt.

Hier in der Kutsche, von der Ostsee zurück nach Lübeck, hat Thomas noch eine Art Trost für seine Schwester: »Und es dauert ja nicht lange«, sagt er ihr. Und: »Das giebt sich. Man vergißt …« Doch das hilft ihrer Trauer nicht: »›Aber ich will ja gerade nicht vergessen!‹ rief Tony ganz verzweifelt. ›Vergessen … ist das denn ein Trost?!‹«

Viele, viele Jahre später sieht ihr Neffe Hanno all das auch, was Tony sah. Das Leuchtenfeld, den Musiktempel, die

Steine. Ihr Glück ist seins. Die beiden sind im Herzen eins. Thomas Mann wollte auch, dass man das als Leser merkt. Die Abschiedsfahrt in der Droschke beschreibt er beinahe exakt in den gleichen Worten wieder. Bis zu jenem sehnsüchtigen Schluss beim Blick auf die Travemünder Meeresanwohner: »*Die* blieben hier …« Hanno findet jedoch keine Liebe hier oben, keine Liebe zu einem anderen Menschen. Dafür ist er vielleicht noch zu klein, vor allem aber ist er dafür zu sehr in sich selbst verträumt. Von ganzem Herzen ist er sich selbst am Meer genug. Er will einfach nur frei sein und glücklich und der Stille zuhören, den Wellen beim Heranrauschen und Vergehen zusehen und hier bleiben.

Hanno klammert sich an jede Stunde hier oben am Meer, in der Hoffnung, die Zeit anhalten zu können, er atmet sogar extra langsam, um das Glück der Seeluft nicht zu vergeuden. Und manchmal ist es so, dass »die ganze Weite ringsum von diesem gelinden und großartigen Sausen erfüllt« ist und es ist, als ob die Natur selbst ihm gütig zuspricht, »in ungeheurer Zufriedenheit seine Augen zu schließen«. Was ist das, was der kleine Hanno hier ersehnt? Es ist ein Ende aller Anforderungen des Lebens an ihn. Es ist der Tod. Wäre er ganz allein hier oben, er hätte wohl so lange hier im Wind gesessen, bis er friedlich eingeschlafen und endlich alles zu Ende gegangen wäre. Aber er ist nicht allein. Zwar ruft ihn kein Strandwächter mit einem Signalhörnchen zurück, aber sein Kinderfräulein Ida Jungmann passt auf ihn auf und ruft ihn zurück. Der Tod hat noch nicht die Macht übernommen über sein Leben.

Nach der grauenvollen Rückkehr in den Alltag von Lübeck, in dieses ganze falsche Leben zurück, ist Tony die Einzige, die ihn versteht. Sie hat nichts von jenem Sommer von einst vergessen. Ihre Erinnerung ist jenem bewussten Vorsatz von damals gefolgt. Nichts vergessen. »›Ja, Hanno‹, sagte sie, ›was wahr ist, bleibt ewig wahr, und Travemünde ist ein schöner Aufenthalt! Bis ich den Fuß ins Grab setze, weißt du, werde ich mich mit Freuden an die Sommerwochen erinnern, die ich dort als dummes Ding einmal erlebte.‹«

Tony Buddenbrook hat aus ihrem Traumaufenthalt am Meer Kraft für das ganze Leben danach geschöpft. Sie hat die Trauer um die verlorene Liebe in einen hellen Schatz in ihrem Inneren verwandelt, der unverlierbar ist, eine Art Glücksimprägnierung gegen das Unglück, die falschen Leben danach.

Hanno dagegen bleibt von dem narkotisierenden Glück, das er dort fand, nur die Narkose, nur dieses tiefe Sehnen. Sehnen nach bloßem Schauen aufs Meer, nach Schlaf für immer, nach Ruhe, nach einem Ende aller falschen Ansprüche, die das Leben in Lübeck Tag für Tag an ihn stellt. Das Meer hat Hanno mit einer Todessehnsucht infiziert, von der er nicht mehr geheilt wird.

Diese Todessehnsucht trifft bei ihm auf so wenig Widerstand, weil er so wenig innere Abwehrkräfte hat. So wenig hat das Leben, so wenig haben seine Eltern ihm mitgegeben an Zuversicht und Selbstbewusstsein und Optimismus und Einigkeit mit sich selbst, dass er diesem Sog nichts entgegenzusetzen hat. Seine Mutter lebt nur in der Musik und in den geheimen Treffen mit ihren Verehrern und ist ansonsten mit einem Panzer aus Kälte und Distanz umgeben.

Und vom Vater kennt er nur diese unbarmherzige Strenge, diese tiefe Enttäuschung, die dieser für ihn, den missratenen, schwächlichen Sohn empfindet. Und außerdem hat Hanno diesen Röntgenblick, den Kinder stets für ihre Eltern haben. Sie wissen ja so viel mehr über ihre Eltern, als diese denken. Das Schauspiel, das die für ihre Kinder täglich aufführen, um ihnen ein gutes Beispiel zu geben oder das, was sie dafür halten, wird noch von jedem Kind durchschaut.

Einmal, ein einziges Mal im Leben lässt Thomas, der Vater, alle Vorsicht fahren und lässt seinen Sohn hinter die steinerne Kulisse seines Lebens blicken. Es ist der Moment, als dieser Leutnant wieder mal hinter verschlossenen Türen bei Gerda ist und nicht hinauskommt. Hanno hat sich fast am Vater vorbeigeschlichen, hofft, dass es nicht wieder zu irgendeiner Prüfung, einer Ermahnung kommt, als der Vater nach der Hand des Sohnes greift. »Und dann, plötzlich, vernahm Hanno über sich etwas, was in gar keinem Zusammenhang mit dem eigentlichen Gespräche stand, eine leise, angstvoll bewegte und beinahe beschwörende Stimme, die er noch nie gehört, die Stimme seines Vaters dennoch, welche sagte: ›Nun ist der Leutnant schon zwei Stunden bei Mama … Hanno …‹

Und siehe da, bei diesem Klange schlug der kleine Johann seine goldbraunen Augen auf und richtete sie so groß, klar und liebevoll wie noch niemals auf seines Vaters Gesicht, dieses Gesicht mit den geröteten Lidern unter den hellen Brauen und den weißen, ein wenig gedunsenen Wangen, die von den lang ausgezogenen Spitzen des Schnurrbartes starr überragt wurden. Gott weiß, wieviel er begriff. Das Eine aber war sicher, und sie fühlten es Beide, daß in diesen Sekunden, während ihre Blicke in einander ruhten, jede Fremdheit und Kälte, jeder Zwang und jedes Mißverständnis zwischen ihnen dahinsank, daß Thomas Buddenbrook, wie hier, so überall, wo es sich nicht um Energie, Tüchtigkeit und helläugige Frische, sondern um Furcht und Leiden handelte, des Vertrauens und der Hingabe seines Sohnes gewiß sein konnte.«

Und schon der nächste Absatz endet mit den Worten: »Denn es war an dem, daß Thomas Buddenbrook, achtundvierzig Jahre alt, seine Tage mehr und mehr als gezählt betrachtete und mit seinem nahen Tode zu rechnen begann.«

Die Feuerwand, die sein Innerstes beschützte, ist löchrig geworden. Die Kraft, sich selbst zu verleugnen, sich selbst zu besiegen, ist beinahe aufgebraucht. Dann kommt noch ein Buch dazu, ein gefährliches Buch. Es ist kein Roman von Zola, hinter Geheimpapier am Strand gelesen. Nein, Thomas Buddenbrook hat es »in einem tiefen Winkel des Bücherschrankes, hinter stattlichen Bänden versteckt«, gefunden. Die Lektüre dieses Buches wird ihn für seine letzte Fahrt ans Meer bereit machen. Es ist Schopenhauers »Die Welt als Wille und Vorstellung«, der

Titel wird nicht genannt, aber das für ihn entscheidende Kapitel erfahren wir: »Über den Tod und sein Verhältnis zur Unzerstörbarkeit unseres Wesens an sich«.

Das Lesen dieses Buches hat die Wirkung einer tödlichen Droge auf ihn. Er ist »von einer schweren, dunklen Trunkenheit erfüllt«, seine Sinne sind »umnebelt und vollständig berauscht«, sein Kopf glüht und ein ungeheurer Druck, eine Spannung ist darin, als müsse dort gleich etwas zerspringen. Es zerspringt der Panzer, der den Dienstmann der Lebenspflichten bislang zusammenhielt. Es zerreißt der unbedingte Wille, dem Gedanken an den Tod keine Herrschaft über das Leben einzuräumen. Es ruft zwar in ihm: »*Ich werde leben!*«, kursiv gesetzt, wie stets die wichtigsten Passagen in Thomas Manns Büchern. Aber dieses Leben, das er meint, ist ein Aufgehen in einem großen, allgemeinen, harmonischen, anderen Gemeinschaftsleben. Das Leben, so wie er es gelebt hat, war »nur ein Irrtum, den der Tod berichtigen wird«.

Alles war falsch gewesen. Diese ganze Selbstbezwingung, der Hass, der Neid auf die Starken, die Gesunden, auf das Leben der anderen: »Habe ich je das Leben gehaßt, dies reine, grausame und starke Leben? Thorheit und Mißverständnis! Nur mich habe ich gehaßt, dafür, daß ich es nicht ertragen konnte. Aber ich liebe euch … ich liebe euch Alle, ihr Glücklichen, und bald werde ich aufhören, durch eine enge Haft von euch ausgeschlossen zu sein; bald wird das in mir, was euch liebt, wird meine Liebe zu Euch frei werden und bei euch und in euch sein … bei und in euch Allen! —«

Er spottet über sein ganzes Leben, so, wie er es gelebt hatte, spottet über die Hoffnungen, die er in seinen Sohn gesetzt hat: »Was soll mir ein Sohn? Ich brauche keinen Sohn!«, und setzt nun all seine Hoffnungen auf ein Ende von dem allen hier unten: »Der Tod war ein Glück, so tief, daß es nur in begnadeten Augenblicken, wie dieser, ganz zu ermessen war. Er war die Rückkunft von einem unsäglich peinlichen Irrgang, die Korrektur eines schweren Fehlers, die Befreiung von den widrigsten Banden und Schranken – einen beklagenswerten Unglücksfall machte er wieder gut.«

Kurz nach diesem Lektürerausch macht Thomas Buddenbrook sein Testament. Den kleinen Hanno postiert er als einen Türsteher des Todes vor seinem Zimmer, in dem er seinen letzten Willen formuliert. Hanno wehrt alle Eindringlinge entschlossen ab: Niemand darf hinein: »Papa macht sein Testament.«

Direkt danach, endlich, die letzte Fahrt ans Meer. Ende September, wenn eigentlich die letzten Feriengäste sich zurückziehen in die Geborgenheit des Inlands, reist Thomas Buddenbrook, auf Anraten seines Arztes, nach Travemünde. Sein Bruder Christian begleitet ihn. Ausgerechnet Christian, sein Gegenstück, sein Gegenmensch. Dieser Taugenichts, Traumtänzer, psychisch schwer angeschlagen, der immer über alles zu viel nachdenkt, bis auch die einfachsten Dinge nicht mehr funktionieren. Der so viel übers Schlucken nachdenkt, bis er nicht mehr schlucken kann. Der sich von früh bis spät selbst betrachtet und verrückt zu werden droht darüber. Christian, gegen dessen bloße Existenz Thomas sich immer wappnen musste, den er innerlich mied, »weil ich mich vor dir hüten muß, weil dein Sein und Wesen eine Gefahr für mich ist«, wie er ihm in einem verzweifelt ehrlichen Moment einmal sagte. »Ich bin geworden, wie ich bin, … weil ich nicht werden wollte wie du.«

Ausgerechnet mit diesem Christian geht es nun also ans Meer. Und es ist eine schöne Sterbegemeinschaft, auf die die beiden da in diesem Herbst treffen. Untergeher alle, halb gestürzte Geschäftsleute, deren Lieblingsredensart zum Beispiel ein seufzend sterbebereites »Laß fahren dahin!« ist.

»Thomas saß fröstelnd in seinen Mantel gehüllt, mit müde blickenden, geröteten Augen, und die langausgezogenen Spitzen eines Schnurrbartes überragten starr seine weißlichen Wangen.« Überall ist es totenstill, der Regen regnet endlos hinab. »Er zerwühlte den Boden und tanzte in springenden Tropfen auf der See, die, vom Süd-West überschauert, vom Strande zurückwich. Alles war in Grau gehüllt.«

Die Gespräche der Gefallenen drehen sich um Untergänge aller Art, das letzte Hochwasser, Feuersbrünste, die letzte Senatswahl, bei der die Sozialdemokraten so gut abgeschnitten hatten. Die Männer führen Todesmonologe am Strand. Trinken Aquavit, Grog, schwedischen Punsch, reden vom Leben in wegwerfendem Ton, fragen in die Luft: »Was soll das schlechte Leben nützen?«, oder: »Ja, das Leben ist faul«, oder: »Ich mag gar nicht mehr auf der Welt sein« – und lassen sich gehen.

Christian hat kurz zuvor im Familienkreis erzählt, dass er sich bei bestimmter Witterung und Gemütsverfassung keinem offenen Fenster nähern könne aus Angst, hinauszuspringen in den Tod. Ein wilder und kaum unterdrückbarer Trieb sei das. Einmal habe er, als er allein zu Hause war, unter Aufbietung aller moralischen Kräfte, sich einem offenen Fenster »auf Händen und Füßen« nähern müssen, um es zu schließen, sonst wäre es um ihn geschehen gewesen. Hier am Strand erzählt er am liebsten vom trägsten und faulsten Aufenthalt seines Lebens. Als er einst in einem Paradies in Südamerika gelebt und gefaulenzt habe. Die Zeit seines Lebens. Christian war 1851 mit dem Schiff nach Valparaiso in Chile aufgebrochen, genau in jenem Jahr also, in dem Thomas Manns Mutter Julia da Silva Bruhns in ihrem Meeresparadies in Brasilien auf die Welt gekommen war. Für Christian vor allem eine Zeit idealer Faulheit: »Ha, bei *der* Hitze. Du lieber Gott! ... Arbeiten? No sir, wie Sie sehen, sir!«

Die Welt versinkt in diesem Regentraum am Strand. »Dicht und senkrecht ging er hernieder, und sein Rauschen erfüllte unabänderlich öde und hoffnungslos die Stille des Kurgartens.«

Dann redet Thomas noch mit seiner Schwester Tony, die ab und an heraufkommt zu den Todesphilosophen. Zu ihr sagt Thomas diesen dunklen Satz: »Mehr und mehr habe ich die See lieben gelernt«, und er weiß längst, was das für ihn bedeutet, denn »auf der Weite des Meeres, das mit diesem mystischen und lähmenden Fatalismus seine Wogen heranwälzt, träumt ein verschleierter, hoffnungsloser und wissender Blick, der irgendwo einstmals tief in traurige Wirrnisse sah ...«.

Dann kann Thomas Buddenbrook sterben. Dann reicht schon ein fauler Zahn, um diesen todessüchtigen Meeresfreund aus dem Leben abzuberufen. Ein Taumel, ein Rausch, ein Strudel: »Es war genau, als würde sein Gehirn ergriffen und von einer unwiderstehlichen Kraft mit wachsender, fürchterlich wachsender Geschwindigkeit in großen, kleineren und immer kleineren konzentrischen Kreisen herumgeschwungen und schließlich mit einer unmäßigen, brutalen und erbarmungslosen Wucht gegen den steinharten Mittelpunkt dieser Kreise geschleudert … Er vollführte eine halbe Drehung und schlug mit ausgestreckten Armen vornüber auf das nasse Pflaster.«

Der Vater – gestorben an einem Zahn. Jetzt gibt es auch für Hanno kein Halten mehr. Die Krankheit heißt Typhus, doch die Symptome lesen sich wie ein Aufenthalt im Herbst in Travemünde, das Hirn »wie von Nebeln umhüllt«, unendliches Schlafbedürfnis, die Ohren mit Sausen und Brausen gefüllt, Schlafsucht, Mattigkeit. Schwache Träumer erliegen diesem Ruf, lassen sich gehen und sterben. Starke Menschen und schwache, die sich selbst bezwingen, hören auf eine andere Stimme. Es wird irgendwann »in die glühende Verlorenheit des Kranken« »das Leben hineinrufen«. Wird den Kranken zurückrufen, zur Umkehr mahnen, zu Verantwortung und zu Vernunft. Der Ruf wird erschallen in jedem Fall und es wird auf den Kranken ankommen, ob er sich die Ohren verstopft hat, ob er noch hören kann und will. Oder ob er dem Leben verloren geht.

Es liegt in seiner Hand: »Wallt es dann auf in ihm, wie

ein Gefühl der feigen Pflichtversäumnis, der Scham, der erneuten Energie, des Mutes und der Freude, der Liebe und Zugehörigkeit zu dem spöttischen, bunten und brutalen Getriebe, das er im Rücken gelassen: wie weit er auch auf dem fremden, heißen Pfade fortgeirrt sein mag, er wird umkehren und leben. Aber zuckt er zusammen vor Furcht und Abneigung bei der Stimme des Lebens, die er vernimmt, bewirkt diese Erinnerung, dieser lustige, herausfordernde Laut, daß er den Kopf schüttelt und in Abwehr die Hand hinter sich streckt und sich vorwärts flüchtet auf dem Wege, der sich ihm zum Entrinnen eröffnet hat … nein, es ist klar, dann wird er sterben.«

Bevor Thomas Mann dies schrieb, bevor er Thomas Buddenbrook Schopenhauers Todesbuch lesen lässt, ihn ans Meer schickt und in den Tod, bevor er Hanno sterben lässt und das Schicksal der Familie, die so sehr der eigenen ähnelt, vollendet, fährt er noch einmal in seine Heimatstadt Lübeck. Es ist das erste Mal, seit er als letztes hier oben verbliebenes Mitglied der verrotteten Familie die Stadt verlassen hat. Das war im März 1894 gewesen. Jetzt ist September 1899. Thomas Mann arbeitet tagsüber in der Redaktion des »Simplicissimus« und schreibt nachmittags und an den Wochenenden an seinem Roman. Bevor es jetzt aber endgültig abwärtsgeht, will er noch einmal Lübeck sehen, sein Elternhaus, die engen Gassen. Er will sich seiner selbst vergewissern, sucht Festigkeit im Leben, bevor er schreibend untergeht. Er will nach Hause ans Meer.

»Und Tonio Kröger fuhr gen Norden. Er fuhr mit Komfort (denn er pflegte zu sagen, daß jemand, der es innerlich so viel schwerer hat, als andere Leute, gerechten Anspruch auf ein wenig äußeres Behagen habe), und er rastete nicht eher, als bis die Türme der engen Stadt, von der er ausgegangen war, sich vor ihm in die graue Luft erhoben. Dort nahm er einen kurzen, seltsamen Aufenthalt ...«

Es ist die Tonio-Kröger-Fahrt, die Thomas Mann jetzt unternimmt. Der Besuch in der Heimatstadt spielt sich in diesem Herbst in der Wirklichkeit genau so ab, wie er es später in seiner berühmten Novelle aufschreiben wird.

»Wohin ging er? Ihm war, als stehe die Richtung, die er einschlug, in einem Zusammenhange mit seinen traurigen und seltsam reuevollen Träumen zur Nacht … Auf den Markt ging er, unter den Bogengewölben des Rathauses hindurch, wo Fleischer mit blutigen Händen ihre Ware wogen, auf den Marktplatz, wo hoch, spitzig und vielfach der gothische Brunnen stand. Dort blieb er vor einem Hause stehen, einem schmalen und schlichten, gleich anderen mehr, mit einem geschwungenen, durchbrochenen Giebel, und versank in dessen Anblick. Er las das Namensschild an der Thür und ließ seine Augen ein Weilchen auf jedem der Fenster ruhen. Dann wandte er sich langsam zum Gehen.

Wohin ging er? Heimwärts.«

Thomas Mann wird niemanden treffen bei seinem kurzen Aufenthalt in Lübeck, keinen früheren Freund, er wird den Onkel Friedel in der sogenannten Irrenanstalt vor den Toren der Stadt nicht besuchen. Er wird sich wundern, dass in seinem Elternhaus eine »Volksbibliothek« eingerichtet wurde. Wo hier doch ein Leben lang weder Platz fürs Volk noch für Bücher war. Er wird beinahe verhaftet, weil ein Polizist ihn mit einem Betrüger verwechselt. Und Thomas Mann wird diesen Verdacht im Inneren durchaus berechtigt finden. Da er gerade hier, in der Stadt seines Vaters, sein eigenes saumseliges, verträumtes, unernstes Künstlerleben im Grunde seines Herzens unseriös und als Verrat an der väterlichen Kaufmannswelt empfindet.

Doch er entgeht der Verhaftung und schifft sich ein. Er will weiter nach Norden, nach Dänemark, übers Meer:

»Und nun, da das Meer sich öffnete, sah er von fern den Strand, an dem er als Knabe die sommerlichen Träume des Meeres hatte belauschen dürfen, sah die Glut des Leuchtturms und die Lichter des Kurhauses, darin er mit seinen Eltern gewohnt … Die Ostsee! Er lehnte den Kopf gegen den starken Salzwind, der frei und ohne Hindernis daherkam, die Ohren umhüllte und einen gelinden Schwindel, eine gedämpfte Betäubung hervorrief, in der die Erinnerung an alles Böse, an Qual und Irrsal, an Wollen und Mühen träge und selig unterging. Und in dem Sausen, Klatschen, Schäumen und Ächzen rings um ihn her glaubte er das Rauschen und Knarren des alten Wallnußbaumes, das Kreischen einer Gartenpforte zu hören … Es dunkelte mehr und mehr.«

Schon während seiner Ferien hier oben schreibt er mit. Schreibt, nachdem er in einem Badehotel in Aalsgard bei Helsingör angekommen ist, an Freund Grautoff: »Laß den Brief aus Aalsgaard nicht verloren gehen; ich werde ihn später noch gebrauchen.« Und als ersten Satz, Ursatz der späteren Novelle, notiert er im Notizbuch: »Manche gehen mit bewußter Nothwendigkeit in die Irre, weil es einen richtigen Weg für sie überhaupt nicht giebt.«

Thomas Mann in Dänemark sucht noch seinen Weg, nach einem Ufer, an dem er festmachen kann, nachdem er seine Welt in den Buddenbrooks verabschiedet haben wird. Wie wird es danach weitergehen? Der Held Tonio Kröger, den er in sich findet, ist ein Zerrissener, zwischen der ernsten Vater- und der unernsten Mutterwelt. Verliebt in Hans Hansen, der Don Carlos verachtet, Pferdebücher liebt und Tonios Namen lächerlich findet. Doch der spätere Tonio Kröger hat eine Lebensformel für sich entwickelt, nach der er leben kann: »Man ist als Künstler innerlich immer Abenteurer genug. Äußerlich soll man sich gut anziehen, zum Teufel, und sich benehmen wie ein anständiger Mensch ...«

Man braucht eine Rüstung aus Bürgerlichkeit und Wohlanständigkeit, um in dieser Welt den inneren Kern aus Abenteurertum, Frivolität, unangemessener sexueller Neigung und Verworfenheit zu bewahren. Und zwar eine, die einen auch selbst überzeugt und selbst innerlich festigt. Was soll das auch für ein Leben werden, was für ein Werk, wenn die Figuren, die einem am nächsten stehen, alle jämmerlich untergehen? Der Bajazzo, der kleine Herr Friedemann, Thomas, Hanno – sterbebereit oder schon tot. Er selbst, Thomas Mann, fühlte sich immer wieder von diesen »vollkommen ernst gemeinten Selbstabschaffungsplänen« verfolgt und gemartert. Wie soll, wie will, wie kann er trotzdem weiterleben?

Im Tonio Kröger zeichnet er die Männer mit den zu großen Gefühlen als lächerliche Karikaturen. Ein Novellist namens Adalbert, der im Frühling nicht dichten kann, weil er von den Gefühlen übermannt wird und unbrauchbare, sentimentale Verse schreibt. Ein Geschäftsmann, der auf der Überfahrt vom Anblick der »Sderne« so überwältigt ist, dass Kröger schon fürchtet, der Mann schreibe heimlich sicherlich Gedichte voller Natur und Gefühl und Kitsch.

Tonio Kröger selbst ist in Gefahr, sich an seine Gefühle zu verlieren und die Kunst zu verraten. Auf dem Schiff im Sturm reißt es ihn innerlich fort: »Tonio Kröger hielt sich an irgend einem gestrafften Tau und blickte in all den unbändigen Übermut. In ihm schwang sich ein Jauchzen auf, und ihm war, als sei es mächtig genug, um Sturm und Flut zu übertönen. Ein Sang an das Meer, begeistert von Liebe, tönte in ihm. Du meiner Jugend wilder Freund, so sind wir einmal noch vereint ... Aber dann war das Gedicht zu Ende. Es ward nicht fertig, nicht rund geformt und nicht in Gelassenheit zu etwas Ganzem geschmiedet. Sein Herz lebte ...«

Während der Überfahrt ist immer wieder das Brüllen wilder Tiere zu hören. Ein Eisbär und ein Königstiger sind im tiefen Bauch des Dampfers in dick vergitterten Käfigen eingesperrt. »Das Meer tanzte« und die Raubtiere leiden in ihren eisernen Gefängnissen. Wie hatte er an Otto Grautoff im November 1896 geschrieben, als er ihm empfahl, »es ist ein langsames, behutsames Schwächen und Abdorrenlassen des Triebes nötig«: »Du hast Zeit, und der Trieb zur Ruhe und Selbstzufriedenheit wird die Hunde im Souterrain schon an die Kette bringen.«

Die Hunde haben sich inzwischen in Eisbär und Tiger verwandelt und das Souterrain ist der Bauch der Fähre. Aber zum Glück sind die Eisengitter dick und stabil und nur die Stimmen der Tiere lassen das Deck zittern.

Es ist eine gefährliche Reise für Tonio Kröger und seinen Erfinder, diese Fahrt über das heimatliche Meer. Das »weiße Badehotel« am Meer, in das Tonio Kröger für ein paar Tage zieht, ist dasselbe, in dem Thomas Mann seinen Urlaub verbringt. Die Rechnung hat er aufgehoben. Er liest hier ein Buch, das er schon lange lesen wollte: Iwan Gontscharows »Oblomow«, die Geschichte des träumerischen Gutsherren und Lebensversäumers, Gegner aller Pflichten, Wolkenidealist, kein Mann der Tat. Eigentlich müsste so einer ein Meeresfreund sein, einer, der sich wegträumen lässt von der Natur am Strand. Aber Oblomow fürchtet es, das Meer, es ist zu groß, zu stark, zu mächtig, zu gefährlich für den Mann, der im Liegen regiert. Im zentralen Kapitel »Oblomows Traum« heißt es: »Ohnmächtig ist das Gebrüll des Tieres angesichts dieses Stöhnens der Natur. Nichtig ist auch des Menschen Stimme, und der Mensch selbst ist so klein, so schwach und er verschwindet unbemerkt in den kleinen Einzelheiten des gewaltigen Bildes. Darum fällt es ihm wohl auch so schwer, das Meer anzublicken.

Nein, wir wollen nichts vom Meer wissen! Selbst wenn sich die Fläche reglos und still bis an den Horizont ausbreitet, erzeugt sie doch keine beseligenden Gefühle im Menschen. In dem kaum merklichen Schwanken der Wassermassen erblickt der Mensch immer die gleiche, unermeßliche, wenn auch schlummernde Kraft, die sich bisweilen so boshaft über seinen stolzen Willen lustig macht und seine kühnen Gedanken, alle seine Sorgen und Mühen so tief unter sich begräbt.«

Tonio Kröger verfängt sich hier in einem Traum. Er liegt am Strand, schaut aufs Meer, dämmert dahin, geht stundenlang am Strand entlang und gerät schließlich in einen Traum oder in eine Wirklichkeit, ein Meertraum, literarischer Vorläufer eines Traumes, den viele Jahre später ein anderer somnambuler Held in den Bergen träumen wird. Tonio Krögers erste Liebe taucht auf, an der Seite seiner zweiten. Hans Hansen und Ingeborg Holm, die selbstgewissen Blauäugigen aus der Heimatstadt, denen der kleine Tonio ganz und gar verfallen war. Als sein Herz noch lebte und er hoffte, dass sie seine Liebe bemerken müssten, dass sie zu ihm kommen und ihn zu sich rufen würden. »Komm herein zu uns, sei froh, ich liebe dich.« Aber sie kamen nicht und Tonio Kröger hatte fern von ihnen eine Art Glück gefunden in der Kühle der Kunst. Und jetzt: »Tonio Kröger lehnte, in einer wohligen Ermüdung nach dem Bade und seinem hurtigen Gang, im Stuhl und aß geräucherten Lachs auf Röstbrot; – er saß der Veranda und dem Meere zugewandt. Und plötzlich öffnete sich die Thür, und Hand in Hand kamen die Beiden herein.«

Und eigentlich ist nun alles bereitet für den Totentanz. Ein Fest wird angekündigt, unser Held ist schläfrig, selig, schlapp und pflichtvergessen, die Lieben seines Lebens gehen immer wieder an ihm vorbei, er schaut den ganzen Tag in die blaue Unendlichkeit, erfreut sich des »feenhaften Beleuchtungszaubers« der sonnigen Welt, lässt sich gehen, fühlt sich frei. Ein junger Mann unter Meeresdroge. »Er kannte sie so gut, die melancholisch-nordische, innig-ungeschickte Schwerfälligkeit der Empfindung, die daraus sprach. Schlafen ... Sich danach sehnen, einfach und völlig dem Gefühle leben zu dürfen, das ohne die Verpflichtung, zur That und zum Tanz zu werden, süß und träge in sich selbst ruht, – und dennoch tanzen, behend und geistesgegenwärtig den schweren, schweren und gefährlichen Messertanz der Kunst vollführen zu müssen, ohne je ganz des demütigenden Widersinnes zu vergessen, der darin lag, tanzen zu müssen, indeß man liebte ...«

Den Messertanz der Kunst – den hatte sich Thomas Mann von jenem anderen Meereswesen geborgt, aus dem Märchen von Hans-Christian Andersen von der kleinen Meerjungfrau, die um der Liebe willen ihren Fischschwanz gegen Füße eintauscht, obwohl die Prophezeiung ihr verheißt: »Aber bedenke, du wirst höllische Schmerzen erleiden, so, als ob dein Körper mit dem Schwert geteilt wird. Und wenn du dann mit deinen Füßen den Boden berührst, so wird es sein, als liefest du auf scharfen Scherben und spitzen Messerklingen.«

Messertanz der verbotenen Liebe. Messertanz der Kunst. Thomas Mann kannte dieses Märchen gut und liebte es sehr. Überall in seinem Werk hat die Lektüre der Bücher des dänischen Schriftstellers Spuren hinterlassen – die Meerjungfrau, die wie auf Messern geht, weil sie nicht lieben darf, besonders tiefe.

Tonio Kröger verlässt das Tanzfest am Meer, bei dem er die frühen Lieben in ihrer beschwingten Sorglosigkeit beobachtet hat, vor der Zeit, legt sich aufs Bett, hört den dumpfen Klängen der Musik zu und »schluchzte vor Reue und Heimweh«. Und vor Trauer, dass er einfach nicht dazugehört, nie dazugehören wird.

Doch der Tonio Kröger, wie Thomas Mann ihn mehr als ein Jahr nach seinem Aufenthalt hier beschreiben wird, reißt sich zusammen. Findet wirklich die neue Festigkeit in sich, die er erhoffte. In einem Brief an seine Künstlerfreundin Lisaweta Iwanowa, der die Novelle beschließt, findet Tonio Kröger – und mit ihm sein Erfinder – die Lebens- und die Schreibformel, die ihn von nun an leiten und begleiten wird. Kröger beklagt sich ein wenig: »Ich stehe zwischen zwei Welten, bin in keiner daheim und habe es infolge dessen ein wenig schwer.« Aber er weiß auch, dass dieses Schwere das eigentlich Wertvolle ist, dass seine »Bürgerliebe zum Menschlichen, Lebendigen und Gewöhnlichen« bei gleichzeitiger Unmöglichkeit, ganz dazuzugehören, ihn eigentlich erst zum Dichter macht.

Er weiß nun, wie es geht, das Leben wie das Schreiben. Er beschreibt Lisaweta sein Leben, wie es sein wird, seine Werke, wie sie sein werden, seine Geschöpfe, wie sie leben werden, er ahnt und plant alles voraus:

»Was ich gethan habe, ist nichts, nicht viel, so gut wie nichts. Ich werde Besseres machen, Lisaweta, – dies ist ein Versprechen. Während ich schreibe, rauscht das Meer zu mir herauf, und ich schließe die Augen. Ich schaue in eine ungeborene und schemenhafte Welt hinein, die geordnet und gebildet sein will, ich sehe in ein Gewimmel von Schatten menschlicher Gestalten, die mir winken, daß ich sie banne und erlöse: tragische und lächerliche und solche, die beides zugleich sind, – und diesen bin ich sehr zugethan.«

Nachdem Thomas Mann von seiner herbstlichen Reise nach Dänemark zurückgekehrt ist, macht er sich daran, den Familienroman zu beenden, seine Abbilder sterben zu lassen und den Schlussstrich unter die Geschichte seiner Familie zu ziehen. Er wird ein wenig kämpfen müssen um das Buch. Samuel Fischer, der doch ausdrücklich ein großes Werk gewünscht hat, findet es nun gar zu groß und verlangt erhebliche Kürzungen. Doch Thomas Mann bleibt standhaft und Fischer willigt schließlich ein.

Und auch eine neue Liebe stellt sich ein. Für den Hans Hansen, den er zu gestalten beginnt, dient ihm die frühe Liebe Armin Martens als Modell. Doch schiebt sich seit dem Winter 1899 ein neuer Mann ins Bild. Er heißt Paul Ehrenberg, Maler, Geigenspieler, Sohn eines Dresdner Kunstprofessors, Lebemann, sorglos, innerlich frei und unbeschwert. Mit ihm und seinem Bruder, dem Komponisten Karl Ehrenberg, unternimmt Thomas Mann immer wieder Fahrradtouren aufs Land, sie besuchen Bauernbälle, machen gemeinsam Musik, lesen sich vor, laden sich ein. Den Brüdern gelingt es anscheinend mühelos, die angeborene Scheu und Melancholie des jungen Dichters zu überwinden. Und Thomas Mann ist verliebt. Sogar an den großen Bruder, der seine Jungenliebe stets verspottet, schreibt er von »einem unbeschreiblichen, reinen und unverhofften Herzensglück«, das ihm gezeigt hat, »daß es in mir doch noch etwas Ehrliches, Warmes und Gutes giebt und nicht bloß ›Ironie‹«. Wer es ist, der dieses unbeschreibliche Herzensglück verursacht hat, behält er jedoch lieber für sich.

Im Notizbuch jener Jahre klingt Thomas Mann wie jene von ihm öffentlich verspotteten Zuviel-Fühler, wie Adalbert der Novellist, wenn er schreibt:

»Dies sind die Tage des lebendigen Fühlens!
Du hast mein Leben reich gemacht. Es blüht – –
O horch, Musik! – – An meinem Ohr
Weht wonnevoll ein Schauer hin von Klang –
Ich danke dir, mein Heil! mein Glück! Mein Stern! –

Was war so lang? –
Erstarrung, Öde, Eis. Und Geist! Und Kunst!
Hier ist mein Herz, und hier ist meine Hand
Ich liebe Dich! Mein Gott … Ich liebe Dich!
Ist es so schön, so süß, so hold, ein Mensch zu sein?«

Noch mehr als dreißig Jahre später ist ihm die Leidenschaft jener Zeit vertraut: »Ich habe gelebt und geliebt«.

Thomas Mann in jenen Jahren lebt in einem wilden Gefühlsüberschwang und schwankt von Liebe zu Liebe, von Geschlecht zu Geschlecht. Als er im Frühling 1901 seinen Bruder in Florenz besucht, verliebt er sich in die Tischgenossin in seiner Pension, Miss Mary Smith, schenkt ihr ein Körbchen Zuckerfrüchte zum Geburtstag, klagt in einem Brief: »She is so very clever, und ich bin so dumm, immer die zu lieben, die clever sind, obgleich ich doch auf die Dauer nicht mitkann.« Und viele Jahre später bekennt er öffentlich sogar, es sei von einer »ehelichen Befestigung« ihres »zärtlichen Verhältnisses« die Rede gewesen. Eine britische Blitzehe in Italien, aber nach wenigen Wochen war das vorbei, »der Abschied beinahe bühnenfähig«, wie er schreibt. Thomas Mann spielt sich und der Welt immer auch etwas vor, schaut von der Bühne herab in den Theatersaal oder die Konzerthalle des Lebens.

In einer solchen Konzerthalle, dem Münchner Kaim-Saal, beginnt das nächste, das entscheidende Kapitel im Liebesleben Thomas Manns. Es ist der Sommer 1903, die Beziehung zu Paul ist abgekühlt, von Miss Mary Smith hat er wohl nie wieder was gehört, die »Buddenbrooks« sind auf dem Weg, ein märchenhafter Publikumserfolg zu werden, er hat eine ganz neue Lebenssicherheit und den unbedingten Willen, ein wirklich großes, repräsentatives Leben zu führen, als Thomas Mann eine Entdeckung macht. Er blickt durch sein Opernglas, nicht etwa auf die Bühne, nein, die Zuschauerreihen geht er mit seinem großen Blick durch. Und der Frau, auf der sein Blick schließlich haften bleibt, schildert er seine Entdeckung brieflich etwa ein Jahr später so: »Ich sehe Sie links vorne hereinkommen, mit Ihrer Mutter und Ihren Brüdern, sehe, wie Sie zu Ihrem Platze in einer der vorderen Stuhlreihen gehen, sehe den Silbershawl um Ihre Schultern, Ihr schwarzes Haar, die Perlenblässe Ihres Gesichtes darunter, Ihre Miene, mit der Sie verbergen wollen, daß Sie die Blicke der Leute auf sich fühlen – es ist nicht zu sagen, wie vollkommen und wunderbar im Einzelnen ich Sie sehe! …«

Ein Märchen – entschlossen ins Leben hineingeschrieben. Es hat viel früher schon begonnen während seiner Schulzeit in Lübeck. Die Frau mit dem perlenblassen Gesicht, er kannte sie ja schon als kleines Kind, sie ist das Mädchen im Pierrot-Kostüm, das, zusammen mit ihren Geschwistern, als Gemälde über seinem Schreibtisch im Elternhaus in Lübeck hing. Und jetzt hier im Zuschauerraum – dieses Wiedererkennen. Gewiss ein unbewusstes zunächst, er wird selbst kaum gleich an das Mädchen im Kostüm gedacht haben. Ein Kunstmärchen. Vom Gemälde über den Konzertsaal ins Leben. In einem Brief an Heinrich im Februar 1904 beschreibt er dieses Kunstprojekt vollkommen außer sich: »Ein Wunder, etwas unbeschreiblich Seltenes und Kostbares, ein Geschöpf, das durch sein bloßes Dasein die kulturelle Thätigkeit von 15

Schriftstellern oder 30 Malern aufwiegt ... Dies spricht der Rausch.«

Ein Mann hat die Lösung und Erlösung für sein problematisches Leben und Lieben gefunden. Diesen Roman will und muss und wird er in der Wirklichkeit erleben: »Alles lebt nur in meiner Phantasie, aber es ist zu kühn, zu neu, zu bunt, zu herrlich abenteuerlich, als daß ich es schon jetzt daraus vertreiben möchte. Die *Möglichkeit* ist mir aufgegangen und macht mich fiebern. Ich kann nichts Anderes denken. Klumpe-Dumpe fiel die Treppe hinunter und erhielt dennoch eine Prinzessin zur Frau.«

Akribisch, entschlossen, besessen verfolgt Thomas Mann ab sofort diese »große Lebensangelegenheit«, wie er sie Heinrich gegenüber nennt. Es ist eigentlich eine Art Wunder, dass die Frau von diesem Sturm nicht in die Flucht gefegt wird. Ein Sturm vor allem, der irgendwie nur sich selber kennt: »Seien Sie meine Bejahung, meine Rechtfertigung, meine Vollendung, meine Erlöserin, meine – Frau!«

Geradezu in Panik gerät der Briefschreiber, als er erfährt, dass die Geliebte den Sommer an der Ostsee zu verbringen gedenkt. Die Ostsee – gefährliche Gegend für schwankende, schwache Herzen, die tief im Süden in eine Art Pflichtheirat genötigt werden sollen. Thomas Mann schreibt Brief auf Brief ans Meer. Briefe als Lassos, die das verehrte Projekt zurück an Land, zurück nach München bringen sollen. Der Ruf des Strandhorns sozusagen, auf Papier gebannt. Und ein bisschen, so will es heute scheinen, schreibt er dabei immer auch an sich selbst. Diese Frau soll seine Rettung sein. Rettung auch vor der falschen Leidenschaft in ihm, dieser unmöglichen Liebe zum eigenen Geschlecht.

»Wissen Sie, warum wir so gut zu einander passen?«, fragt er Katia am Meer, um sich und ihr gleich selbst zu antworten: »Weil Sie, auf Ihre Art, etwas Außerordentliches, – weil Sie, wie ich das Wort verstehe, eine *Prinzessin* sind. Und ich, der ich immer – jetzt dürfen Sie lachen, aber Sie müssen mich verstehen! – der ich immer eine Art Prinz in mir gesehen habe, ich habe, ganz gewiss, in Ihnen meine vorbestimme Braut und Gefaehrtin gefunden …«

Katia ergibt sich. Nachdem sie von der Ostsee nach München zurückgekehrt ist, verloben sich die beiden. Thomas Mann triumphiert, auch über sich selbst. Es folgt die Hochzeit und eine lebenslange Ehe. Einmal aus der Fantasie in die Wirklichkeit und wieder zurück – vom Gemälde in den Konzertsaal ins Ehebett und schließlich in die Literatur. Der Bräutigam macht ein paar Jahre später einen Roman aus der Hochzeit und ihrer Vorgeschichte. »Königliche Hoheit« wird er heißen: Ein Großherzogtum am Rande des Bankrotts, ein nicht recht wirtschaftstüchtiges Prinzenbrüderpaar als Erben, eine verrottete Familie, alles steuert auf den Untergang zu – bis schließlich, eigentlich nur für einen Kuraufenthalt, der amerikanische Stahlmagnat und Milliardär Samuel Spoelmann mit seiner Tochter Imma auf einem Riesendampfer übers Meer ins Großherzogtum Grimmburg herübergefahren kommt. Das Glück – unverhofft aus dem Ozean geboren:

Immas Gesicht ist »bleich wie die Perlen des Meeres«, ihr Hals hat »die Farbe angerauchten Meerschaums«, sie bezieht mit ihrer Familie das Gut »Delphinenort« und ihr »Gewand aus blassgrünem Chinakrepp« erinnert fern an die Fischhaut der kleinen Meerjungfrau. Am Ende wird alles unglaublich gut. Der Prinz wird erlöst, das Herzogtum saniert, das Glück vollkommen. Der Bräutigam verspricht: »Das soll fortan unsre Sache sein: beides, Hoheit und Liebe, – ein strenges Glück.«

»Königliche Hoheit« ist der Gegenroman zu den »Buddenbrooks«. Der Versuch Thomas Manns, die Genealogie der eigenen Familiengeschichte in eine Idylle umzubiegen, als einen Triumph zu erzählen. Königreich statt Untergang.

Im Leben war das überzeugend. Die Ehe von Katia und Thomas hielt sein ganzes Leben lang. Sechs Kinder haben sie bekommen. Oft waren die beiden glücklich oder doch zufrieden miteinander, soviel wir aus Thomas Manns Tagebüchern wissen. Katias Sicht kennen wir nur vermittelt aus seinen Aufzeichnungen und aus ihren Briefen und ihren »Ungeschriebenen Memoiren«, die sie für die Öffentlichkeit erzählte.

Katia wusste früh von seiner Leidenschaft für junge Männer, vielleicht von Anfang an. Sie hat das akzeptiert, sie hatte ja auch keine Wahl.

Literarisch war Thomas Mann mit »Königlicher Hoheit« in eine Sackgasse geraten, »Abstieg ins Flachland des Optimismus« habe man ihm vorgeworfen, so konstatiert er selbst und stimmt diesen Kritikern innerlich wohl zu. Er war nicht für Idyllen gemacht. Idyllen haben es an sich, gelogen zu sein. Und Kunst ist Wahrheit, sonst ist sie Kitsch. Er muss wieder etwas Großes schaffen, etwas Ernsthaftes, Wahrhaftiges. In sein Notizbuch schreibt er: »Die Würde rettet allein der Tod (die ›Tragödie‹, das ›Meer‹ – Rat, Ausweg und Zuflucht aller höheren Liebe.)«

Und wie schon für den »Tonio Kröger« fand er das Material für diese erneute Rettung, für dieses weitere literarische Meisterwerk, am Meer. Auch im »Tod in Venedig« hat Thomas Mann alles »einfach der Wirklichkeit abgenommen« und »nichts erfunden«. Im Mai 1911 waren Thomas und Katia zusammen mit den vier Kindern und Bruder Heinrich nach Venedig aufgebrochen. Und hatten dort, so schrieb Thomas Mann kurz nach der Rückkehr, »ganz wundervolle Ferien« verbracht.

Literarisch hat Thomas Mann diese Ferien in eine Reise in den Abgrund verwandelt. Vor allem ist es eine Reise in sein Innerstes. Eine radikale Selbstentblößung, wie er sie erstmals im »Kleinen Herrn Friedemann« als künstlerische Methode für sich entdeckt hatte. In der Figur des innerlich ausgehöhlten, äußerlich gefeierten Gustav von Aschenbach, der ein Leben lang falsch, verlogen, gegen sich selbst gelebt hat und schließlich am Meer, im Angesicht seiner letzten verbotenen Liebe, endgültig lebensmüde wird und stirbt, hat Thomas Mann ein Abbild seiner selbst gegeben.

Er will erkannt werden, ohne sich zu erkennen zu geben. Offen sein, ohne offen zu sein. »Parler sans parler« wird ein späteres literarisches Ich von ihm es nennen. Gefeiert werden für den, der er im Inneren wirklich ist. »Blickte man hinein in diese erzählte Welt«, schreibt er im »Tod in Venedig«, »sah man: die elegante Selbstbeherrschung, die bis zum letzten Augenblick eine innere Unterhöhlung, den biologischen Verfall vor den Augen der Welt verbirgt.«

Thomas Mann hat im »Tod in Venedig« viel gewagt. Über Homosexualität oder gar Knabenliebe zu schreiben, war im deutschen Kaiserreich hart am Rande der Illegalität. Um wie viel größer war das Risiko, da er diese verbotene Liebe einem nur wenig verhüllten literarischen Ich mitgab. Wie groß war die Gefahr dieses so sehr auf Würde, Disziplin, makellosen Glanz versessenen Autors, öffentlich verhöhnt zu werden. Er selbst war durchaus ängstlich, was die Publikation betrifft, dachte erst mal nur an einen Privatdruck in kleiner Auflage. Aber da kannte er seinen Verleger schlecht. Was literarische Qualität anging, war Samuel Fischer unbestechlich. Vollkommen gleichgültig, ob der Gegenstand des Meisterwerkes anstößig oder gar justiziabel sein könnte. Die Kunst ist frei. Je radikaler, je freier, desto besser.

Also – in den Abgrund, in die Freiheit, in den Tod. Die Signale, die das bittere Ende des alternden Helden Gustav von Aschenbach ankündigen, sind von Anfang an deutlich. Todesboten, Todesboote, Todesbotschaften. Und vor allem: Todeslandschaft, die unendliche: »Der Horizont war vollkommen. Unter der trüben Kuppel des Himmels dehnte sich rings die ungeheure Scheibe des öden Meeres. Aber im leeren, im ungegliederten Raume fehlt unserem Sinn auch das Maß der Zeit und wir dämmern im Ungemessenen.«

In diese Novelle hat Thomas Mann alles, was er vom Meer weiß, hineingeschrieben. Alles, was ihn am Meer immer angezogen hat, alles, wovor er Angst hat. Es gibt hier, anders als im Kröger am nordischen Meer, kein Korrektiv mehr. Keine kühle, kluge Lisaweta, an die der alte Mann schreiben kann. Nur Müdigkeit. Nur Sich-gehen-Lassen. Gustav von Aschenbach hält Todesmonologe, wie sie einst die Sterbegemeinschaft am Ostseestrand in den Buddenbrooks hielt. »Laß fahren dahin.«

Nur dass der Held diesmal seiner Leidenschaft folgt. Auch dieser Held hat ein Leben lang entsagt, ein falsches Leben gegen sich selbst geführt. »Verleugne dich selbst« auf Weltniveau. Aber die Fesseln halten nicht. Die Wände um ihn herum halten nicht. Er ist ein Getriebener seines jahrzehntelang verschlossenen Ichs. Gustav von Aschenbach stirbt nicht, weil er innerlich sterbebereit ist, an einem faulen Zahn. Er stirbt, weil die wahre Liebe ihn ins Verderben zieht. Weil sie ihm alle Widerstandskräfte raubt. Weil er lieber an der in die Stadt einziehenden Seuche sterben als den Ort seiner Verzückung verlassen will. Er will an diesem Strand der verbotenen Liebe ausharren bis zum Schluss. »Ich liebe dich!« – die Hans-Hansen- und die Paul-Ehrenberg-Formel, hier hat sie für Thomas Mann wieder eine Berechtigung.

So groß ist seine verbotene Leidenschaft für den perfekt-schönen Knaben, den Gustav von Aschenbach Tadzio nennt. Auch für diesen gab es ein Vorbild in der Wirklichkeit: Es war der junge Baron Władysław Moes, er war damals elf Jahre alt und erinnerte sich später des auffälligen Interesses eines Herrn am Strand aus der Ferne an ihm, dem kleinen Jungen.

»Standbild und Spiegel! Seine Augen umfaßten die edle Gestalt dort am Rande des Blauen, und in aufschwärmendem Entzücken glaubte er mit diesem Blick das Schöne selbst zu begreifen, die Form als Gottesgedanken, die eine und reine Vollkommenheit, die im Geiste lebt und von der ein menschliches Abbild und Gleichnis hier leicht und hold zur Anbetung aufgerichtet war. Das war der Rausch; und unbedenklich, ja gierig, hieß der alternde Künstler ihn willkommen.«

Gustav von Aschenbach träumt einen Traum, aus dem er nie mehr erwachen will. Wo träumt er sich hin? »Da erkannte er Bergland, ähnlich dem um sein Sommerhaus. Und in zerrissenem Licht, von bewaldeter Höhe, zwischen Stämmen und moosigen Felstrümmern wälzte es sich und stürzte wirbelnd hinab.«

Kennen wir diese Landschaft vielleicht aus längst vergangenen Zeiten? Aus Erzählungen von ganz weit her? Das Meer vor Venedig ist es jedenfalls nicht, das Aschenbach da im Traum erscheint. Das Bergland. Das Sommerhaus. Die bewaldeten Höhen? Kennt das alles nicht der Dichter aus den Kindheitserinnerungen seiner Mutter? »Weiber, strauchelnd über zu lange Fellgewänder, die ihnen vom Gürtel hingen, schüttelten Schellentrommeln über ihren stöhnend zurückgeworfenen Häuptern, schwangen stiebende Fackelbrände und nackte Dolche, hielten züngelnde Schlangen in der Mitte des Leibes erfaßt oder trugen schreiend ihre Brüste in beiden Händen.« Die brennenden Fackeln im Himmel, die Schlangen, die johlende Menge, die auf die Judaspuppe einschlägt?

Und nirgendwo ist jemand, der dem Einhalt gebietet, der Gustav von Aschenbach ins Leben zurückruft – kein Strandhorn, kein Erzieher, keine innere Stimme. Im Gegenteil. Eine Flöte lockt ihn immer tiefer hinab. »Aber alles durchdrang und beherrschte der tiefe, lockende Flötenton. Lockte er nicht auch ihn, den widerstrebend Erlebenden, schamlos beharrlich zum Fest und Unmaß des äußersten Opfers?«

Es gibt keine Gegenmacht im »Tod in Venedig«. Vielleicht fiel es Thomas Mann auch deswegen so schwer, für diese Novelle ein Ende zu finden. Es geht einfach nur bergab. Es gibt keine Vernunft, keinen Ruf des Lebens. Der Meerestraum hält keine Lehre bereit, nicht für Aschenbach und nicht für die Leser: »Und seine Seele kostete Unzucht und Raserei des Unterganges. Aus diesem Traum erwachte der Heimgesuchte entnervt, zerrüttet und kraftlos dem Dämon verfallen.«

Verfall, Verfall, Verfall. Künstlerisch war Thomas Mann damit wieder auf der Höhe, hatte seine jahrelange Krise überwunden, die durch den Misserfolg seines Dramas »Fiorenza« und die Halberfolge der von ihm selbst nicht hochgeachteten Werke wie »Königliche Hoheit« und den Erzählungen »Das Eisenbahnunglück« und »Wie Jappe und Do Escobar sich prügelten« ausgelöst worden war. Er hatte panische Angst, dass er als junger Mann mit den »Buddenbrooks« und »Tonio Kröger« schon ausgeschrieben sein könnte, dass das, was nun folgte, nur noch ein ödes Verwalten früher Erfolge sein könnte, ein Nachleben zu Lebzeiten.

»Der Tod in Venedig« war ein Triumph und auch wieder nicht. Denn war er nicht schon einmal an der Stelle gewesen? Hatte er nicht schon einmal alle literarischen Ichs in den Tod geschickt und im Tonio Kröger die Symbiose, die Lösung für ein Weiterleben und Weiterschreiben gefunden? War das eine Sackgasse? Gab es diese Synthese nicht? Wie viele Ichs würde er noch in den Tod schicken können? Und wie sollte sein eigenes Leben weitergehen, das sich immer selbst in seinen Werken spiegelte?

Viele Formeln und, ja, Tipps für so ein gelingendes Leben gibt er dem frühen Gustav Aschenbach in der Novelle mit: »Heroismus … der Schwäche«, »Aufstieg zur Würde«, *nachdem* er »öffentlich gestrauchelt« war und »Mißgriffe getan, sich bloßgestellt, Verstöße gegen Takt und Besonnenheit begangen in Wort und Werk«. Einfach noch härter gegen sich selbst leben, die Mauern höher ziehen und auf ein Wunder hoffen: »Gustav Aschenbach war der Dichter all derer, die am Rande der Erschöpfung arbeiten, der Überbürdeten, schon Aufgeriebenen, sich noch Aufrechthaltenden, all dieser Moralisten der Leistung, die, schmächtig von Wuchs und spröde von Mitteln, durch Willensverzückung und kluge Verwaltung sich wenigstens eine Zeitlang die Wirkungen der Größe abgewinnen.«

Aschenbach hat gezeigt, wie man durch die Wucht des Wortes das Verworfene verwerfen, »die Abkehr von allem moralischen Zweifelsinn« verkünden konnte, Abkehr auch von jener »Sympathie mit dem Abgrund«, die die Schwachen in den Tod zieht, »die Absage an die Laxheit des Mitleidssatzes, daß alles verstehen alles verzeihen heiße«. Mit anderen Worten: Härte. Härte gegen sich selbst und andere.

»Denn die Kunst war ein Krieg, ein aufreibender Kampf, für welchen man heute nicht lange taugte. Ein Leben der Selbstüberwindung und des Trotzdem, ein herbes, standhaftes und enthaltsames Leben, das er zum Sinnbild für einen zarten und zeitgemäßen Heroismus gestaltet hatte, – wohl durfte er es männlich, durfte er es tapfer nennen.«

Die Größe, die Bedeutung und die lange währende Kraft und Wirkungsmacht von Thomas Manns Werk besteht darin, dass er einerseits schonungslos und radikal immer wieder sich selbst preisgab. Und – noch wichtiger – dass dieses Selbst auf, ja, magische Weise mit seiner Zeit, mit den Menschen seiner Zeit, der Politik, der Gesellschaft, den Ängsten, den Hoffnungen der Gegenwart verbunden war. Er war ein Seelenkenner nicht nur seiner selbst. Sondern auch ein Seelenkenner der Welt, die ihn umgab. Und wenn er später, viele, viele Jahre und viele Meeresfahrten später, von sich selbst behaupten wird, dass nur dort, wo er ist, die deutsche Kultur zu finden ist, dass dort, wo er lebt und schreibt, der deutsche Geist lebt und schreibt – dann ist das größenwahnsinnig, selbstherrlich und im Kern aber auch wahr. Dieses wahre Deutschland wird später »das bessere Deutschland sein«, das dem fehlgegangenen Zuhause entschlossen widerspricht.

Jetzt aber noch, hier, im Jahr 1912 und den folgenden, wenn ein verzweifelter Dichter irgendwo tief in sich nach Festigkeit und Würde und Halt sucht – hier ist er noch eins mit einem fatalen Deutschland. Mit einem Deutschland, das sein Heil im Ersten Weltkrieg sucht.

Von der Metapher in die Wirklichkeit in weniger als

zwei Jahren: »Kunst war ein Krieg«, heißt es in der Novelle, die 1913 erstmals als Buch erscheint. Und im September 1914, nachdem junge deutsche Männer zu Tausenden begeistert ins Feld gestürmt sind und das ganze Land eine Kriegseuphorie erfasst hat, schreibt Thomas Mann: »Krieg! Es war Reinigung, Befreiung, was wir empfanden, und eine ungeheure Hoffnung. Hiervon sagten die Dichter, nur hiervon.«

Thomas Mann findet alle verzweifelten Träume des erfundenen müden Dichters Gustav von Aschenbach erfüllt: »Wie hätte der Künstler, der Soldat im Künstler nicht Gott loben sollen für den Zusammenbruch einer Friedenswelt, die er so satt, so überaus satt hatte!«

Als wäre die ganze Welt ein von der Cholera heimgesuchtes Venedig gewesen: »Gräßliche Welt, die nun nicht mehr ist – oder doch nicht mehr sein wird, wenn das große Wetter vorüberzog! Wimmelte sie nicht von dem Ungeziefer des Geistes wie von Maden? Gor und stank sie nicht von den Zersetzungsstoffen der Zivilisation?«

Was eben noch Gustav von Aschenbachs Schreibprogramm zur Selbstrettung gewesen ist, dient nun als Formel zur Rettung der Welt: »Eine sittliche Reaktion, ein moralisches Wieder-fest-werden hatte eingesetzt oder bereitete sich vor; ein neuer Wille, das Verworfene zu verwerfen, dem Abgrund die Sympathie zu kündigen.«

Derselbe Mann, der, als es vor Jahren darum ging, selbst als Soldat einberufen zu werden, in einem Brief vom »gräßlichen Moloch des ›Militarismus‹« geschrieben hatte und sich nach wenigen Tagen mit der Diagnose »Plattfuß«, die »durch die Parademarsch-Exercitien sehr schlimm geworden« seien, ins Lazarett legen ließ und nach kürzester Zeit erleichtert an Bruder Heinrich schrieb: »Es bedurfte natürlich nur der Herstellung eines privaten und gesellschaftlichen Verhältnisses zu den ärztlichen Machthabern, damit sich Alles wende; diese verdanke ich dem Arzte Mama's, den Du kennst. Er ist mit dem Oberarzt befreundet, hat ihn bearbeitet, und nun bin ich für untauglich zum Infanterie-Dienst erklärt worden.«

Befreit und umso bereiter für den Kriegsdienst am Schreibtisch: »Deutschlands ganze Tugend und Schönheit«, konstatiert er 1914 sachlich, »entfaltet sich erst im Kriege.«

Das ganze Land – ein Aschenbach: »Daß deutsches Wesen quälend problematisch ist, wer wollte es leugnen! Es ist nicht einfach, ein Deutscher zu sein, – nicht so bequem, wie es ist, als Engländer, bei weitem eine so distinkte und heitere Sache nicht, wie es ist, auf französisch zu leben. Dies Volk hat es schwer mit sich selbst, es findet sich fragwürdig, es leidet zuweilen an sich bis zum Ekel; aber noch immer, unter Individuen wie Völkern, waren diejenigen die wertvollsten, die es am schwersten hatten.«

Thomas Mann wird dieser Linie dem ganzen Krieg die Treue halten. Er findet sich damit in scharfer Opposition zu seinem Bruder. Eine Opposition, die zu tiefer Feindschaft wird, nachdem Heinrich Mann in einem Essay über Emile Zola geschrieben hatte: »Sache derer, die früh vertrocknen sollen, ist es, schon zu Anfang ihrer zwanzig Jahre bewusst und weltgerecht hinzutreten. Ein Schöpfer wird spät Mann.«

Thomas Mann empfand das als fundamentalen Angriff auf sein Innerstes. Denn es war ja seine größte Angst, dass er mit zwanzig schon sein Bestes gegeben haben könnte, dass er als Künstler früh »vertrocknet« sei und innerlich auch als Mensch, dass alle Weltgerechtigkeit nur Fassade sei und innerlich vor allem die Angst davor, kein echter Mann zu sein.

Thomas Mann ließ, als der Krieg begann, den Prosatext zunächst liegen, den zu schreiben er kurz nach Vollendung des »Tods in Venedig« als dessen humoristisches Gegenstück geplant und begonnen hatte. Schon die Landschaft war ein Gegen-Venedig, die Bergwelt um Davos, die er kannte, seitdem er Katia dort bei einem Aufenthalt im Sanatorium besucht hatte. Nicht abwärts also, aufwärts sollte es diesmal gehen und schreibend würde zu klären sein, ob man als Thomas Mann'scher Held auch in den Bergen verloren gehen kann oder ob dazu immer ein Meer nötig ist. Jedenfalls, so viel war dem Dichter seit August 1914 klar, sollte der Kriegsausbruch »als Lösung« in die Welt der Erzählung in den Bergen einbrechen. Als Rettung oder Untergang? Rettung durch Untergang? – Das musste die Weltgeschichte entscheiden.

Bis es so weit war, stieg er erst einmal tief in sich selbst hinab und suchte nach neuer Festigkeit im Geistigen, nach dem kulturellen Fundament, auf dem sein eigenes Gedankengebäude fußte. Klarheit Kriegsgetümmel. Bollwerk aus Buchstaben gegen den Sturz der Welt. Eine »Generalrevision seiner geistigen Grundlagen«, hat Thomas Mann die »Betrachtungen eines Unpolitischen« genannt, die er nun zu schreiben begann, eine Kampfschrift für ein geistiges, nichtdemokratisches Deutschland, eine Abrechnung mit dem demokratiefreundlichen Zivilisationsliteraten, der in Reinkultur durch seinen Bruder verkörpert wurde. Gegen Frankreich. Gegen den Westen. Für die deutsche Romantik.

Am Ende wurde es ein Abschiedsbuch. Deutschland hatte verloren und mit ihm sein geistiger Repräsentant Thomas Mann. Um seinen vierzigsten Geburtstag herum hatte er die Schrift zu schreiben begonnen, noch voller Hoffnung auf den Sieg damals. »Vierzig Jahre sind wohl ein kritisches Alter, man ist nicht mehr jung, man bemerkt, daß die eigene Zukunft nicht mehr die allgemeine ist, sondern nur noch – die eigene. Du hast dein Leben zu Ende zu führen, – ein vom Weltlauf schon überholtes Leben. Neues stieg über den Horizont, das dich verneint, ohne leugnen zu können, daß es nicht wäre, wie es ist, wenn du nicht gewesen wärest.«

Ob er sich da nicht ein bisschen sehr wichtig nimmt – fragt er sich selbst. Und er antwortet sich selbst: »Ich habe dem nichts entgegenzustellen als die Tatsache, daß ich ohne mich wichtig zu nehmen nie gelebt habe noch leben könnte.«

Die Vorrede der »Betrachtungen«, die er ganz am Ende schreibt, als die deutsche Niederlage längst absehbar ist, ist ein Abschied in Zorn, Verachtung und Melancholie. Ein von seiner Zeit Abgemeldeter meldet sich selber ab: Sein geistiger Schwerpunkt, so schreibt er, liege nun mal »jenseits der Jahrhundertwende, Romantik,

Nationalismus, Bürgerlichkeit, Musik, Pessimismus, Humor, – diese Atmosphärilien des abgelaufenen Zeitalters bilden in der Hauptsache die unpersönlichen Bestandteile auch meines Seins«.

Aber der Bannstrahl seiner Verachtung trifft die, die er für die Träger des neuen Geistes der Demokratie und der Freiheit hält: »die Stutzer und Zeitkorrekten, jene geistigen Swells und Elegants, welche die letzten Ideen und Worte tragen, wie sie ihre Monokel tragen: z. B. ›Geist‹, ›Liebe‹, ›Demokratie‹, – so daß es heute schon schwer ist, diesen Jargon ohne Ekel zu hören. Diese alle, die Heulenden sowohl wie die Snobs, genießen die Freiheit ihrer Nichtigkeit. Sie sind nichts, wie ich im Texte sagte, und also sind sie ganz frei zu meinen und zu urteilen und zwar immer nach neuestem Schnitt à la mode. Ich verachte sie redlich«, und fügt in einem Augenblick möglichen Selbstzweifels hinzu: »Oder ist meine Verachtung nur verkappter Neid, da ich ihrer windigen Freiheit nicht teilhaftig bin?«

Und die windige Freiheit bricht herein. November 1918. Deutschland hat den Krieg verloren, dazu den Kaiser und die Staatsform. Es hat unendlich viele Tote und Versehrte zu beklagen und auch noch Schuld an alldem. Ein vernichtetes Land. Thomas Mann wollte die Auslieferung der »Betrachtungen« in letzter Sekunde noch verhindern, obwohl er im Vorwort noch kämpferisch geschrieben hatte: »Was wahr ist, komme an den hellen Tag.«

Nun, es kam an den hellen Tag. Und in München übernahm eine kommunistische Dichterregierung unter dem Theaterkritiker und Sozialisten Kurt Eisner die Macht.

Thomas Mann war voller Verachtung und Staunen und Unglauben und Angst um sein Geld, um sein Leben und um seine innere Verbindung zu diesem Land, mit dem er sich immer eins gefühlt hatte.

Er versuchte verzweifelt, diese Einheit wiederherzustellen. Konnte die Revolution nicht doch etwas Gutes und also Deutsches haben? Einen Tag sah er sich versucht, auf die Straße zu laufen und laut zu rufen: »Ich liebe den Kommunismus.« Am anderen Tag sah er dem »standrechtlichen Aufräumen« mit den Revolutionären mit Wohlwollen und Zustimmung entgegen. Die magische Formel, die er in den Revolutionstagen von München für sich und sein Denken fand, war: »Die deutsche Revolution ist eben die deutsche, wenn auch Revolution.«

Wie gut, dass er schon vor dem Krieg diesen sympathischen blassen Helden erfunden hat, der in die Berge fährt, um seinen kranken Vetter zu besuchen, dort unversehens auch erkrankt und als interessierter Zuhörer in die hier oben auf dem Zauberberg geführten politischen Debatten der Vorkriegszeit gerät – und alles »hörenswert« findet und seinen eigenen Standpunkt sucht, die deutsche Mitte. Hans Castorp, »Familiensöhnchen und Zärtling«, der auf der Zugfahrt hinauf in die Berge ein Buch mit dem Titel »Ocean steamships« liest und als Schifffahrtsingenieur kurz vor dem beruflichen Eintritt in eine Schiffswerft steht. Ein Mann also, der studiert, wie man die Weltmeere bezwingt, begibt sich auf Abenteuerfahrt: »Es geht durch mehrerer Herren Länder, bergauf und bergab, von der süddeutschen Hochebene hinunter zum Gestade des

Schwäbischen Meeres und zu Schiff über seine springenden Wellen hin, dahin über Schlünde, die früher für unergründlich galten.«

Eine Meerfahrt in die Berge. Mann hätte den Bodensee nicht unbedingt Meer nennen müssen, auch hätte Hans Castorp damals schon mit dem Zug direkt von Hamburg nach Zürich fahren können. Aber es sollte eine Meeresfahrt sein, über Schlünde und springende Wellen, die der Meeresbezwinger Castorp hierher ins Sanatorium Berghof in Davos unternimmt.

Staunend und glücklich kommt er an, erfreut vor allem über die reichhaltigen Speisen, das dunkle Bier, den Porter, spottend über den freigiebigen Umgang mit der Zeit unter der Patientengemeinschaft hier oben.

Die Sorglosigkeit und Bedürfnislosigkeit im Sanatorium findet augenblicklich sein Gefallen. Behaglichkeit, Bedürfnislosigkeit überall. Begeistert schildert er Vetter Joachim die Vorzüge des Rauchens zum Beispiel, erklärt, dass er überhaupt nur morgens aufstehe, weil er sich aufs Rauchen freue, dass er überhaupt nur Mahlzeiten zu sich nehme, weil er sich auf das Rauchen danach freue. Rauchen ist perfektes Leben, wie sonst nur jene andere Lebenslage: »Es ist genau, wie wenn man an der See liegt, dann liegt man eben an der See, nicht wahr, und braucht nichts weiter, weder Arbeit noch Unterhaltung ...«

Und als sich der Zärtling schon bald abenteuerfroh allein aufmacht, die Natur zu erkunden, gerät er unversehens in ein heimatliches Rauschen hinein. Eine »intim geschlossene Landschaft von friedlich-großartiger Bildmäßigkeit«, ein Wildbach, eine Schlucht, »der Grund war blau«. »Rauschende Abgeschiedenheit waltete über dem schönen, einsamen Ort.« Er setzt sich, er schaut, er lauscht, »denn rauschendes Wasser liebte Hans Castorp ebensosehr wie Musik, ja vielleicht noch mehr«. Und schon bevor er sich dem Wassersturz genähert hatte, hatte seine Nase unverwandt zu bluten begonnen, hier am fallenden Wasser verstärkt sich die Blutung. Blutverlust, Anstrengung, Höhenluft, wachsende innere Haltlosigkeit und das Rauschen des Wassers bewirken, dass der blasse Hans zum ersten Mal hier oben das Bewusstsein verliert. Wie beim Typhuskranken Hanno sind die Ohren »erfüllt vom Rauschen«, er empfindet »sonderbar herabgesetzte ... Lebenstätigkeit« und fühlt »lange kein Bedürfnis, neue Luft einzuholen«.

Wie in Trance erfüllt ihn die Erinnerung an eine frühe Liebe, eine »herzberauschende Situation«, als er dreizehn Jahre alt war und Pribislav Hippe – nun ja – was eigentlich? »So machte Hans Castorp sich doch wenig Sorge um die geistige Rechtfertigung seiner Empfindungen oder gar darum, wie sie etwa notfalls zu benennen wären. Denn von Freundschaft konnte nicht gut die Rede sein, da er Hippe ja gar nicht ›kannte‹.« Und »Liebe« will er es nicht nennen. Er träumt sich immer weiter zurück, erinnert sich an den Tag seines tollkühnen Mutes, als er Hippe um einen Bleistift bat, »mit einem Ring, den man aufwärts schieben mußte, damit der rot gefärbte Stift aus der Metallhülse wachse«. Gut, sagte Hippe, gab ihm den Bleistift, mahnte: »Aber mach ihn nicht entzwei!«, und Castorp war selig, bewahrte die rot lackierten Schnitzel »fast ein ganzes Jahr« als Reliquie eines ungeheuren Abenteuers in seinem Schreibpult auf. Denn »vergnügter war Hans Castorp in seinem Leben nie gewesen, als in dieser Zeichenstunde«. Er nennt das Abenteuer jetzt traumweise »intimen Verkehr«.

Aus diesem rauschhaften Erinnerungstraum kann sich Hans Castorp hier zu Beginn seines Aufenthaltes noch aus eigener Kraft befreien. Es ist ja auch kein Typhus, kein Schneesturm, kein fauler Zahn, keine Monsterwelle, die ihn bedroht. Nur Nasenbluten und ein rauschender Bach und die Erinnerung an ein lang verdrängtes Erlebnis.

Am Ostersonntag des Jahres 1919 nimmt Thomas Mann das Schreiben am »Zauberberg« wieder auf. Vier Jahre hat er die Arbeit daran unterbrochen. Der Kampf um München ist noch in vollem Gange. Am Tag darauf bringt Katia ihr sechstes Kind zur Welt, es ist eine sehr schwere Geburt, die Ärzte hatten ihr zuvor dringend von einer weiteren Schwangerschaft abgeraten. Ein Zangeneingriff ist notwendig, Katia erwacht weinend aus der Narkose. Es ist ein Junge, Michael soll er heißen. Katia ist immer froh, wenn sie einen Jungen bekommt, Mädchen sind eine Enttäuschung für sie. Der Vater ist weniger begeistert: »Was mich betrifft, so ist festzustellen, daß ich für den Knaben bei Weitem die Zärtlichkeit nicht aufbringe, wie vom ersten Augenblick an für Lisa – was Wunder nehmen könnte.«

Ja. Eine solche Liebe wird es in seinem Leben auch nicht noch einmal geben wie die zu Lisa, Elisabeth, die ein Jahr vorher auf die Welt gekommen war. Er war einfach vollkommen wehrlos gewesen gegen dieses überraschend in sein Leben getretene überwältigende Gefühl, das er vom ersten Augenblick für das winzige Mädchen empfunden hatte. Es war »Liebe auf den ersten Blick«, »ein Gefühl, das ungekannt, unerwartet und unerhofft« von ihm Besitz ergriffen hatte. Und er liebte dieses Gefühl fast so sehr wie das Mädchen selbst. Er feierte das Mädchen öffentlich in einer Hymne an das Leben, die er »Gesang vom Kindchen« nannte und gegen deren Veröffentlichung die sonst gegenüber der literarischen Offenherzigkeit ihres Mannes meist unempfindliche Katia protestiert hatte, da es »Intimstes« aus dem Familienleben, Intimstes von ihr selbst preisgebe. Thomas Mann reagierte verständnislos. »Und übrigens kenne ich solche Bedenken gar nicht«, notierte er.

In diesem Fall scheint es ihm geradezu um das Gegenteil gegangen zu sein: Diese Liebe sollte in allen Details der Welt bekannt gemacht werden. Denn es war erstens eine echte, große, tiefe Liebe und zweitens eine ehrenwerte, akzeptierte, gesellschaftlich vorzeigbare Vaterliebe zu seiner Tochter. Thomas Mann stürzte sich geradezu in dieses Gefühl und seine Veröffentlichung. Und so wurde Elisabeth Mann von Geburt an Teil des Werkes ihres Vaters, wie er es gleich zu Beginn des »Gesangs« erneut erklärt: »War nicht Leben und Werk mir immer eines gewesen? Nicht Erfindung war Kunst mir: nur ein gewissenhaft Leben.«

Die Liebe zu Elisabeth war von Anfang an auch Konzept und Werk und Ausweg aus einer unmöglichen Lage. Das nahe Ende des Krieges und die deutsche Niederlage waren im April 1918 auch für den patriotischsten Optimisten nicht mehr zu verkennen. Und im Abwärtsstürzen seiner alten Welt und seiner alten Überzeugungen klammerte sich Thomas Mann an dieses neue, kleine Leben und band es sogleich in sein Weltbild ein: »Vaterliebe zur neuen Welt« hat er seine Liebe zu Elisabeth später genannt.

Und in der späteren Erzählung »Unordnung und frühes Leid«, in der er seine Liebe noch zügelloser und unverstellter der Welt vor Augen hält, erklärt er, sich selbst in der Figur des Geschichtsprofessors Cornelius zeichnend: »Es ist sein erhaltender Instinkt, sein Sinn für das ›Ewige‹ gewesen, der sich vor den Frechheiten der Zeit in die Liebe zu diesem Töchterchen gerettet hat.« Und so ist die kleine Elisabeth von Geburt an eine Ausgezeichnete, vor allem auch vor all ihren Geschwistern. Der Vater nennt sie ausdrücklich seine im Grunde »Erstgeborene«, die anderen sind ihm also mit ihrer Geburt ins Wesenlose hinabgesunken. Die Natur hat es angeblich so gewollt:

»Ja, es hat die Natur dich
Ausgemerkt vor deinen Geschwistern als Kind dieser Zeiten
Durch ein feurig Mal: links zwischen Schläfe und Stirne
Steht es dir, erbsengroß, zum Zeichen deiner Entstehung.
Jedenfalls deuten wir's so: es scheint uns ein Stigma des Krieges.«

Er hat sich in die Liebe gerettet. Aus der Kriegszeit und der Vorkriegszeit, aus der Sympathie mit dem Tode, der Untergangsbereitschaft, dem falschen Leben, der falschen Liebe, der großen Erschöpfung am Meer – hat er sich innerlich für diesen Neuanfang entschieden und wird diesen Neuanfang, dieses neue Denken, das nun langsam in ihm wächst, in den wieder aufgenommenen Roman hineinschreiben. Aber erst einmal fährt er im Sommer 1919 endlich wieder ans Meer. Samuel Fischer und seine Frau haben ihn eingeladen, zu ihnen nach Glücksburg zu kommen. Und in diesen Sommertagen des Friedens trägt diese Stadt für den Besucher den Namen völlig zu Recht. Der Dichter hat seine Landschaft zurück, seine Kindheit und jene anderen Lieben, die geheimen. Sofort, kaum ist er angekommen im Hotel Excelsior bei den Fischers, erinnert er sich, dass er ja als Neunjähriger mit seinen Eltern schon einmal hier war. Und dass er verliebt war in einen Jungen, den man »Hanni« nannte, und sofort sind alle Erinnerungen und Gefühle wieder da und er erkundigt sich nach diesem frühen Hanni und nach ein paar Tagen taucht er auch wirklich auf. Er hat ein Haus hier gekauft und trägt jetzt schwarzen Bart. Und kaum hat der erinnerungsselige Dichter diese haarige Wirklichkeit erblickt, verliert er augenblicklich das Interesse, nicht ohne sofort eine neue Liebe zu entdecken. Sohn einer Reederfamilie von hier, der offenbar den Kopf seiner anderen großen frühen Liebe trägt, einen »Armin-Martens-Schädel«.

Thomas Mann ist wehrlos gegen diesen Meeressog in die Vergangenheit: »Das Alles ist wunderlich. Es kommt die Luft hinzu, die Gerüche, die Farben, die Sprache, der Menschentyp. Tonio Kröger, Tonio Kröger. Es ist jedesmal das selbe und die Bewegung tief.« Und er bedauert sehr, dass er den »Tonio Kröger« schon geschrieben hat. Wie gerne würde er ihn jetzt noch einmal schreiben.

Es ist stets das Heimliche und Unheimliche zugleich, das Thomas Mann in seinem Element empfindet. Sigmund Freud schreibt im selben Jahr 1919 seine Abhandlung über das Unheimliche und beschreibt darin das Nebeneinander frühkindlicher vererbter Traumata und Ängste und Sehnsüchte der Gegenwart. Für Thomas Mann ist das Meer immer zugleich Erinnerung an das perfekte Glück der Kindheit und die ererbte Angst der Mutter, die unverwandt und unangekündigt von einem Tag auf den anderen aus dem Paradies vertrieben worden war, um nie zurückzukehren. So ein Mensch wird nie mehr auf sicherem Boden gehen. So ein Mensch vererbt seine Angst erzählend an seine Kinder.

Und so empfindet Thomas Mann im Juli 1919 in Glücksburg wieder beides, »Nerven in recht schlechtem Zustand« als »Reaktion auf die Stimulation«. Aber vor allem das vollkommene Glück und die Angst davor, dass das alles schon bald wieder enden wird: »Das Wasser so schön und seelisch beglückend, daß es mir schwer wurde, es so rasch wie nötig wieder zu verlassen.«

Seine Mutter hat das Meer nie wieder gesehen. Julia Mann blieb im deutschen Süden. Ihr Münchener Salon hatte sich mit den Jahren langsam aufgelöst, sie begann umherzuziehen von Stadt zu Stadt, von Dorf zu Dorf, am Anfang noch mit dem Nachzügler Vicco, irgendwann allein. Im Jahr 1910 hatte sie Grauenvolles erlebt, als ihre Tochter Carla sich das Leben nahm. Carla hatte sich nach Jahren unsteten Liebens und Lebens und erfolglosen Umherreisens als Schauspielerin an deutschen Provinzbühnen endlich zu einer bürgerlichen Heirat entschlossen, als sie ein früher Geliebter erpresste und schließlich dem Bräutigam die frühe Affäre verriet. Der löste die Verlobung auf und Carla, die wieder bei ihrer Mutter in deren Wohnung in Polling eingezogen war, ging in ihr Zimmer, verschloss die Tür hinter sich, nahm Zyankali und, um die Schmerzen in der verätzten Speiseröhre zu lindern, gurgelte mit Wasser. Julia hörte dem Sterben der Tochter von der anderen Seite der verschlossenen Tür hilflos zu.

Julia Mann floh durch ihre letzten Jahre. »Eine hetzende Flucht« nannte es ihr jüngster Sohn und sprach von ihrem »fliehenden Lebensgefühl«. Sie war einsam, beherrscht von Angst um ihre Kinder, die sich beizeiten in Panik steigerte. »Ihre Sorgen um uns waren ohne

Grenzen, ihre Ansprüche für uns von einer oft naiven Maßlosigkeit und ihre Opferbereitschaft manches Mal zu weitgehend.«

Schrecklich war für sie die Entzweiung ihrer großen Söhne. Der Hass, der Heinrich und Thomas trennte, zerriss sie selbst. Politisch war sie auf der Seite von Thomas. Und auch persönlich hat dieser sich immer ihrem Herzen am nächsten gefühlt. Aber sie wollte vor allem Frieden zwischen den beiden, Versöhnung über die Gegensätze hinweg. »Ihr seid beide gottbegnadete Menschen«, hat sie ihnen geschrieben.

Über die Kriegsjahre schrumpfte auch ihr aufgespartes und ererbtes Vermögen langsam dahin, um sich in den Inflationsjahren der Nachkriegszeit bald beinahe ganz in Luft aufzulösen. Zwischenzeitlich zog sie in die herrschaftliche Villa von Thomas und Katia und der sechs Kinder in der Poschingerstraße. Aber sie gehörte hier nicht recht hin, war der ganzen intellektuellen, geistesschnellen, hochmütigen Atmosphäre des Hauses nicht recht gewachsen, so hat sich Golo Mann zumindest später an diese Zeit erinnert. Ein wenig verloren sei sie gewesen, einfach etwas langsam, unsicher, ängstlich, mit Schmerzen überall und mit schwachem Herzen. Ihm habe sie viel von Brasilien erzählt, von Paraty und dem Strand dort und habe Schumann-Lieder gesungen. Ein Leben in der Vergangenheit. Nach ein paar Monaten zog sie wieder aus. Katia war froh darüber. Sie hatte nie ein gutes Verhältnis zu ihrer Schwiegermutter gehabt. Thomas' übersteigerte Mutterliebe war ihr nicht angenehm.

Als Thomas im August 1921 zum ersten Mal gemeinsam mit Katia nach Lübeck und Travemünde fuhr, schrieb Julia ihrem Sohn eine Postkarte hinterher. »Ruderboote an der Ostsee« waren darauf abgebildet. »Dort bist du jetzt«, schrieb sie. Und dann erinnert sie sich an ihre Liebe, an Paul, den sie nicht heiraten durfte, weil er nichts konnte und nichts hatte, und stattdessen jenen anderen Mann heiratete. Vielleicht hat Paul sie zu ihrem siebzigsten Geburtstag besucht. Zumindest brieflich hatten sie Kontakt gehalten. Er war längst ein erfolgreicher Kaufmann in Riga geworden, der Stadt, in die er vor so vielen Jahren geschickt worden war, um Julia aus den Augen zu verlieren. An diese frühe verbotene Liebe erinnert sie ihren Sohn auf Ferienfahrt in Lübeck: Es sei »schade, daß Paul Stolterfoth jetzt gerade nach Riga gereist ist, es würde ihm sicher leidtun, Dich nicht zu sehen, da er immer großes Interesse für Dich und Dein Werk bezeigte«.

Paul ist nicht da, aber Thomas hat seine eigenen Erinnerungen, durch die er hier oben wieder reist. Immerhin wird er diesmal nicht beinahe verhaftet. Im Gegenteil: festliche Soupers, Empfang beim Bürgermeister, im Johanneum hält er einen Vortrag über Goethe und Tolstoi, trifft Schulkameraden, wird von schwedischen und deutschen Journalisten interviewt, legt Kränze nieder. Die Heimat liebt und ehrt ihn endlich.

Doch hinter der Fassade des öffentlichen Triumphes lebt Thomas Mann wieder sein heimatliches Meeresdrama von verbotener Liebe, Todessehnsucht, Todesboten und plötzlichem Glück. Die Architektur am Markt erinnert ihn an Venedig, die erste Mahlzeit nimmt er in einem Café namens »Fegefeuer«, dann, kaum in Travemünde angekommen, erlebt er: »Ostwind. Brandung. Baden. Blaue Schiffermütze. Der wundervoll gewachsene jugendliche Athlet aus Hamburg, Knabe-Jüngling, herrlicher, begeisternder Anblick, besonders, wenn er lief. Ihn nicht mehr sehen zu sollen, erschwerte die Abreise.« Und muss doch sein, dann weiter nach Sylt: »Baden vom Strandkorb in der gewaltigen Brandung. Begeisterungen durch das Meer. Der große, weiche Wind. Das Raubtiermäßige der Wellen. Die herrlichen Schaumteppiche.« Das alte Weihespiel, das er nach seiner erneuten Rückkehr in Lübeck am Abend besucht, heißt »Der Totentanz«.

Vielleicht hat sich Thomas Mann in der heimatlichen Atmosphäre, von der Mutter schriftlich an früheste Zeiten erinnert, auch seinem feindlichen Bruder wieder nahe gefühlt. Kurz nach seiner Rückkehr nach München schreibt er vom »Problem der deutsch-französischen Beziehungen«, das naturgemäß für ihn auch und vor allem ein Bruder-Problem ist. Der Ton des Textes ist deutlich milder als der der »Betrachtungen« und Julia ist die Erste, die im Text einen freundlichen Hinweis auf Heinrich entdeckt. Gleichzeitig ist der große Bruder Anfang des Jahres 1922 lebensbedrohlich an einem Bronchialkatarrh mit Lungenkomplikationen erkrankt, sodass sich Thomas schließlich zu einem Versöhnungsbrief entschließt, in dem er schreibt: »Es waren schwere Tage, die hinter uns liegen, aber nun sind wir über den Berg und werden besser gehen, – zusammen, wenn Dir's ums Herz ist, wie mir.«

Die Annäherung war durchaus nur von einer Seite geschehen. Thomas Mann hatte sich Schritt für Schritt der Republik, der Demokratie, der neuen politischen Ordnung in Deutschland angenähert. Es war zunächst einmal sein unbedingter Wille, auch in der neuen Zeit als der repräsentative Dichter Deutschlands zu gelten. Eine Rolle, die er keineswegs Heinrich überlassen wollte, der nach dem ungeheuren Erfolg seines Romans »Der Untertan« scheinbar unaufhaltsam auf dem Wege dorthin war. Dazu seine Neigung zu seinem ganz eigenen Blitzkonservativismus, der ihn dazu brachte, den deutschen Status quo, solange der irgendwie vertretbar war, sofort als den wahren und bewahrenswerten zu erkennen. Dann seine Frau Katia, die ihn, zusammen mit ihrer Mutter, immer wieder von den demokratischen Kräften zu überzeugen versuchte. Auch dieses neue, gute, öffentliche Gefühl, das nicht nur einfach Vaterliebe, sondern »Vaterliebe zur neuen Weltordnung« war. Außerdem die künstlerische Sackgasse, in die er mit dem erneuten, jammervollen Heldentod im »Tod in Venedig« geraten war. Und als im Juni 1922 der von Thomas Mann schon lange geschätzte Außenminister der Republik, Walter Rathenau, auf offener Straße erschossen wurde, erkannte er, dass es Zeit war, sich auch öffentlich zu bekennen. Fürchtete er doch, mit der Veröffentlichung der demokratiefeindlichen »Betrachtungen« »aus geistigem Freiheitsbedürfnis dem Obskurantentum Waffen geliefert zu haben«. Er, der die dichtenden Revolutionäre der Münchner Räterepublik vor allem deswegen hasste, weil sie »Verwirklicher« waren, weil sie glaubten, freie Dichtung direkt in revolutionäre Taten überführen zu dürfen – er musste jetzt fürchten, dass auch seine Schriften »verwirklicht« werden könnten. Ja, dass er mit seinem »Kriegsdienst am Schreibtisch« Leser für ihr mörderisches Handeln munitioniert haben könnte.

Und – ein wenig ist es auch der kuriose Fall eines Autors,

der von seiner eigenen Romanfigur, während diese langsam an Leben gewinnt und an Überzeugungskraft, selbst zu einem neuen Denken bewegt wird. Der italienische Ultrademokrat Ludovico Settembrini, der im »Zauberberg« die Rolle des Heinrich-Mann-artigen Zivilisationsliteraten spielt, gegen den in den »Betrachtungen« ein ganzes Kapitel geschrieben wurde, dieser Settembrini gerät Thomas Mann unter der Hand immer mehr zur sympathischen Figur, deren Lehren dem blassen Helden in lebensbedrohlicher Situation zunächst einmal das Leben retten. Schon im November 1919 hatte Thomas Mann über diese Figur und ihr Denken verwundert in sein Tagebuch geschrieben: »Problematisch in künstlerischer Beziehung die Lehren Settembrini's. Sie sind es aber auch in geistiger Hinsicht, weil sie, obgleich nicht ernst genommen, das sittlich einzig Positive und dem Todeslaster Entgegenstehende sind.«

Er wird sie immer ernster nehmen, diese Lehren, im Roman und in der Wirklichkeit. »Es könnte Gegenstand eines Bildungsromans sein«, so erklärt Thomas Mann im Oktober 1922, als er sich in seiner Rede »Von deutscher Republik« öffentlich und feierlich und unzweideutig zur deutschen Demokratie bekennt, »zu zeigen, daß das Erlebnis des Todes zuletzt ein Erlebnis des Lebens ist, daß es zum Menschen führt«.

Wichtigster Vorläufer und geistiger Unterstützer ist für ihn in dieser Rede der amerikanische Hymnensänger der Demokratie Walt Whitman. Dessen politische Lyrik deutet Thomas Mann als Weiterdichtung der todesverliebten Verse des Novalis, dem er die dunkelromantische Formel der »Sympathie mit dem Tode« verdankt. Die Knabenliebe des homosexuellen Whitman sei doch sicher »etwas Gesunderes als die Sophienliebe des armen Novalis, der es klug fand, Entschlummerte zu lieben, um sich ›für die Nacht‹ ein geselliges Lager zu bereiten«.

Walt Whitman kann als geistiger Führer für Thomas Mann in die neue, demokratische Epoche fungieren, weil auch er im Herzen ein Romantiker ist, weil er sich selbst überwunden und zum Leben, zur Lebensfreundlichkeit gefunden hat. Whitman, so Mann in seiner Rede, kenne die Sympathie mit dem Tode und er hege sie und er habe sie überwunden. Woher er das weiß? »Seine Liebe zum Meer verriete ihn, auch wenn er sich nicht selbst verriete durch das Geständnis, daß die Wellen des trägen Ozeans, an dessen Ewigkeit er ruht, ihm zulispeln ›Death, Death‹, – denn Liebe zum Meer, das ist nichts anderes als Liebe zum Tod.«

Aber lasterhafte Romantik sei solche Liebe zum Meer, solche Sympathie mit dem Tode nur dann, »wenn der Tod als selbständige Macht dem Leben entgegengestellt wird, statt heiligend geheiligt darin aufgenommen zu werden«. Der Widerstand gegen den Sog in die Tiefe, Widerstand gegen das Sich-überwältigen-Lassen, das sei nichts anderes als Verantwortung. Er ruft: »Es lebe die Republik!«, und die antidemokratischen Zeitungen, die ihn bis zuletzt zu einem der Ihren gezählt hatten, titelten nun entsetzt: »Mann über Bord«. Sie hatten einen ihrer wichtigsten Leute verloren. Und es schien ihnen offenbar, als sei er von ihrem Schiff direkt ins Meer gefallen. Die Republik nahm ihn auf.

Weßling ist ein kleines unscheinbares Dorf, nicht weit von München, an der Straße zum Ammersee. »In der Nähe ist ein kleiner, ziemlich trauriger Moorsee. In der Hauptstraße lärmt der Durchgangsverkehr.« Vicco Mann geht durch dunklen Nebel und rieselnden Regen einen tristen Weg entlang. Am Morgen hatte er einen Anruf von der Krankenschwester bekommen, die in den letzten Tagen auf seine Mutter aufgepasst hatte: »Die Frau Mutter wird heute verscheiden.«

Julia Mann war erst vor wenigen Wochen hierhergezogen in eine besonders kleine, unschön eingerichtete Wohnung. Seit acht Tagen war sie krank, Grippe, Lungenentzündung, dazu ihr schwaches Herz und die immerwährende Angst um die Kinder. Sie war geflohen und geflohen, in den letzten Jahren immer eiliger. Auf der Flucht, auf der Suche. Wer brauchte sie noch? Wofür war sie noch am Leben? Wo war ein Halt?

Vicco betritt ihr Zimmer und erinnert sich später: »Mama lag hochgebettet und lächelte mich aus verfallenem Gesicht froh an. ›Na, alter Peter, da bist du ja‹, sagte sie langsam und mit ganz veränderter Stimme.«

Ja, was war mit ihrer Stimme geschehen? Sie hatte stets rasch und in reinem Hochdeutsch mit leicht

Lübeck'schem Tonfall gesprochen. Und jetzt sprach sie langsam, in dunklem Ton, rollte das R. »Es war – ja so klang es«, so empfindet es ihr jüngster Sohn, »wenn Spanier oder Portugiesen Deutsch sprachen. Portugiesen, also auch Brasilianer.«

In den letzten Lebensstunden sprach die kleine Dodo wieder aus ihr. Das Portugiesisch der Kindheit oder wenigstens doch der Klang von damals, als wäre er all die Jahre tief in ihr verborgen gewesen und käme nun ganz von selbst wieder in die Welt. Die Stimme der Strandmenschen und des Mädchens, das sie damals war und über das sie später schrieb: »Es lief im Hemdchen, das durch einen Gürtel gehalten wurde, barfuß umher; einmal vorn hinaus an den Meeresstrand, um von den mächtigen Steinen die Muscheln und kleinen Austern zu lösen, die sie zum Rösten ins Haus an den Herd brachte; dann wieder hinter das Haus an den Rand des Urwaldes, wo sie herabgefallene Cocosnüsse und Bananen sammelte.«

Vicco schaut und hört und schreibt: »Und nun, beim Sterben, war der Klang von ›drüben‹, vom bunten Soneland, wieder da.«

Es ist der 11. März 1923. Die beiden älteren Brüder kommen zusammen mit Heinrichs und Viccos Frau im Wagen vorgefahren. Katia ist krank.

Julia sagt: »Aber ich will Euch alle vorher noch einmal sehen.« Es wird beschlossen, dass ihre Söhne ein letztes Mal Tee mit ihr trinken, vier Tassen, dazu Gebäck. Julia tut, als ob sie noch einen Schluck nimmt, doch sie ist längst zu schwach, fordert die Söhne zum Kekseessen auf.

Thomas erzählt mit ruhiger Stimme von den Kindern. Julia hört zu, lächelt und schließt immer wieder die Augen.

Vicco sieht seine Mutter friedlich und ruhig:

»Dies war Verklärung und glücklicher Ausgang. Ihr Leben lang war unsere Mutter angstvoll um uns und auch nervös-ängstlich um sich selbst gewesen. Ihre Kinder glaubte sie immerfort in irgendwelchen Gefahren und mahnte sie mündlich und schriftlich fortwährend zur Vorsicht. Sie hatte sich vor raschen Wagenfahrten, vor Bahnunglücken, Gewittern und Schlangen gefürchtet, aber jetzt, wo der Tod vor der Tür stand, fürchtete sie sich nicht. Das war nicht letzte Schwäche, denn der diskrete Abschiedsplan bestand ja sicher schon, seit sie um das nahe Ende wußte. Und die unstete Flucht der letzten Jahre, das unnötig und peinigend Entwurzelte war dahin.«

Ihre dunkle Stimme aus der Ferne wird immer leiser. Schließlich sagt sie: »Ich will jetzt ein bißchen schlafen.« Und: »Ich werde Euch wieder rufen lassen.« Die Söhne verabschieden sich, schauen noch einmal zum Bett, sie winkt und lächelt. Draußen erzählt Thomas leise den wartenden Frauen vom letzten Gespräch und noch bevor er sich setzen kann, öffnet sich die Tür, die Schwester tritt ein und sagt: »Die Frau Senator ist soeben ganz sanft entschlafen.«

In den Monaten danach hat Thomas Mann über den Tod geschrieben und über das ideale Leben am Strand, er hat über eine Gemeinschaft von Sonnen- und Meereskindern geschrieben, über Lebensfreundlichkeit und Menschen, die von innen heraus liebenswürdig sind. Er hat von einem jungen Mann geschrieben, der im Meer verloren zu gehen drohte und sogar Gefallen daran fand, weil er des Lebens überdrüssig war, weil er müde war und sich angezogen fühlte von einer Landschaft, die sich im Unendlichen verliert. Thomas Mann schreibt in den Monaten nach dem Tod seiner Mutter das berühmteste Kapitel seiner Romanwelt. Er schreibt das Kapitel der Rettung Hans Castorps vor dem Tod. Er schreibt davon, dass der Mensch eine Verantwortung trägt für sich und die Gemeinschaft, zu der er gehört. Dass man sich nicht gehen lassen darf, nur weil man müde ist, dass man manchmal sich selbst überwinden muss, um das Gute zu tun, dass die Liebe zum Tod eine Liebe zum Leben ist. Das Kapitel heißt »Schnee«. Es handelt vom Meer.

»Jedoch liebte Hans Castorp das Leben im Schnee. Er fand es demjenigen am Meeresstrande in mehrfacher Hinsicht verwandt: die Urmonotonie des Naturbildes war beiden Sphären gemeinsam; der Schnee, dieser tiefe, lockere, makellose Pulverschnee, spielte hier ganz die Rolle wie drunten der gelbweiße Sand; gleich reinlich war die Berührung mit beiden, man schüttelte das frosttrockene Weiß von Schuhen und Kleidern wie drunten das staubfreie Stein- und Muschelpulver des Meeresgrundes, ohne daß eine Spur hinterblieb, und auf ganz ähnliche Weise mühselig war das Marschieren im Schnee, wie eine Dünenwanderung, es sei denn, daß die Flächen von Sonnenbrand oberflächlich angeschmolzen, nachts aber hart gefroren waren: dann ging es leichter und angenehmer darauf, als auf Parkett, – genau so leicht und angenehm, wie auf dem glatten, festen, gespülten und federnden Sandboden am Saume des Meeres.«

Thomas Mann gibt mit diesem Kapitel seinem ganzen Werk eine grundsätzliche Wende, von der es kein Zurück mehr geben wird. Der Todessympathisant wird Verantwortungsdichter. Wohl stets und bis an sein Lebensende im Grunde gegen sein innerstes Wollen. Gegen seine Natur. Aber der Entschluss steht fest. Und er gibt ihn seinem Helden Hans Castorp mit in den Schnee. Für diesen wird er zu spät kommen. Er kann sich aus dem Todesbann des Zauberbergs nicht mehr befreien. Oder doch nur im Kriege. Aber die Lehre, die der todesfrohe Held im Schneetreiben erfährt, bleibt den Lesern und dem Autor als zentrale Botschaft erhalten.

Es fängt mit nichts weiter als etwas Abenteuerlust an. Unser Held hat sich Schneeschuhe gekauft, um auch mal in abgelegenere Gebiete im Schnee wandern zu können. Sein sittlicher Erzieher Lodovico Settembrini ist begeistert! Schneeschuhe! Das bedeutet Selbstständigkeit! Es erinnert ihn an Mercurio, den Götterboten, Gott des Handels, der kaufmännischen Tätigkeit. Er sieht Castorp schon auf Flügelschuhen aus eigener Kraft endlich dem Todesberg entfliehen!

Doch die Neuanschaffung macht Hans Castorp übermütig. Er schwimmt immer weiter hinaus, begibt sich immer tiefer und tiefer in das unendliche Weiß. Er denkt noch, er höre gewiss bald das Strandhörnchen des Aufpassers wie damals auf Sylt. Gewiss wird sein hiesiger Bergaufseher Settembrini ihn schon bald mit dem Hörnchen zurück an den sicheren Strand rufen. Aber er hört nichts. Der Ruf müsste aus ihm selber kommen, aber es ruft da nichts in ihm. Er will sich der weißen Macht hingeben, dem »trüben Nichts«, dem »Wesenlosen«, dem »wattigen Nichts«, dem »Chaos von weißer Finsternis«.

All das ist ihm tief vertraut wie von immer schon: »Von dorther kannte der junge Mensch das Begeisterungsglück leichter Liebesberührungen mit Mächten, deren volle Umarmung vernichtend sein würde. Was er aber nicht gekannt hatte, war die Neigung, diese begeisternde Berührung mit der tödlichen Natur so weit zu verstärken, daß die volle Umarmung drohte, – als ein schwaches, wenn auch bewaffnetes und von der Zivilisation leidlich ausgestattetes Menschenkind, das er war, sich so weit ins Ungeheuerliche vorzuwagen, oder doch so lange nicht davor zu fliehen, bis der Verkehr das Kritische streifte und ihm kaum noch beliebig Grenzen zu setzen waren, bis es sich nicht mehr um Schaumauslauf und leichten Prankenschlag handelte, sondern um die Welle, den Rachen, das Meer.«

Und irgendwann schläft Hans Castorp ein. Das kann hier oben in dem tobenden Weiß nur den Tod bedeuten. Etwas in ihm weiß es selbst. Er schläft und träumt und etwas erinnert sich in ihm. Er weiß nicht, was. Etwas tief in ihm erinnert sich an eine Landschaft, an eine Meeresbucht tief, tief im Süden. Er fragt sich träumend, ob es das Mittelmeer vor Sizilien sei oder Neapel, Griechenland. Er weiß es nicht. Er ist noch nie dort gewesen. Aber er kennt es. Es ist paradiesisch schön, »eine Seligkeit von Licht«, eine junge Frau am Strand braucht nur die Hand zu heben, schon greift sie eine Frucht mit Blättern. »Bläue schwamm ... Die blanken Regenschleier sanken: da lag das Meer – ein Meer, das Südmeer war das, tieftiefblau, von Silberlichtern blitzend, eine wunderschöne Bucht, dunstig offen an einer Seite, zur Hälfte von immer matter blauenden Bergzügen weit umfaßt, mit Inseln zwischenein, von denen Palmen ragten, oder auf denen man kleine, weiße Häuser aus Zypressenhainen leuchten sah. Oh, oh, genug.«

Eine paradiesische Bucht an einem Strand, ganz wie die eine, die er nie gesehen, aber von der er von frühen Kindertagen an immer wieder gehört hatte. Ererbte Erinnerung: »Dennoch *erinnerte* er sich. Ja, das war eigentümlicherweise ein Wiedererkennen, das er feierte. ›Ach, ja, so ist es!‹ rief es in ihm – als hätte er das blaue Sonnenglück, das sich da vor ihm breitete, insgeheim und vor sich selbst verschwiegen, von je im Herzen getragen: Und dieses ›Je‹ war weit, unendlich weit, so wie das offene Meer zur Linken, dort, wo der Himmel zart veilchenfarben darauf niederging.«

Er träumt sich weit zurück und schaut und sieht eine Gemeinschaft von Menschen in sonderbarer Herzenshöflichkeit vereint. »Lebenswürdig von innen heraus« sind die Sonnenleute, »undüsteren Ernstes, verständiger Frömmigkeit«. Und da endlich eine junge Mutter, die ihr Kind stillt, Castorp sieht es »gänzlich mit Entzücken«.

So kurz nach dem Tod der eigenen Mutter schreibt Thomas Mann das. Die Schönheit dieser Welt, die ideale Gemeinschaft und eine stillende Mutter mit ihrem Kind. Als plötzlich im Traum ein Knabe auftaucht, schön und gelassen zunächst, bis sich sein Blick verfinstert, »ganz wie aus Stein, ausdruckslos, unergründlich, eine Todesverschlossenheit, vor der den kaum beruhigten Hans Castorp der blasse Schrecken ankam«.

Der Knabe blickt zurück, Castorp tut es ihm gleich und sie sehen zwei steinerne Frauenfiguren, wieder Mutter und Tochter, die Mutter hält das Kind im Arm, doch ist sie tot, mit »sternlos leeren Augen« blickt sie auf das Kind hinab. Dieses »mütterlich umschlungen, mit rundem Jungfrauengesicht, Arme und Hände in die Falten des Übergewandes geschlungen und darin verborgen«.

Die tote Mutter, das mütterlich umschlungene Kind. Thomas Mann hat, unbewusst oder bewusst, in diese Schlüsselszene seines Werkes den Tod seiner Großmutter Maria Luiza da Silva-Bruhns eingeschrieben oder eine ererbte Erinnerung daran. Ein tiefer Schrecken fährt in den träumenden Hans: »In der Betrachtung des Standbildes wurde Hans Castorps Herz aus dunklen Gründen noch schwerer, angst- und ahnungsvoller.«

Nach dieser Szene geht der Blick in die Tempelkammer und noch Grauenvolleres geschieht: Ein kleines Kind wird zerrissen über einem Becken von »zwei grauen Weibern, halbnackt, zottelhaarig, mit hängenden Hexenbrüsten«, das Kind wird verschlungen, »die spröden Knöchlein« knacken im Munde. »Grausende Eiseskälte« hält Castorp im Bann, er will fliehen und kann es nicht, die Mörderinnen erblicken ihn und – offenbar ist der Mord im Norden geschehen, weit von der Südmeerbucht entfernt – jedenfalls schimpfen sie »im Volksdialekt von Hans Castorps Heimat«. Die Mörderinnen des kleinen Kindes, die es zerreißen und verspeisen mit Haut und Knochen, sind, so will es scheinen, norddeutscher Herkunft. Während ihr Opfer, wenn es wider den träumerischen Augenschein doch irgendwie überlebt haben würde, gegen Ende des Lebens womöglich das ›R‹ rollen würde, wie sie es in ihrer frühen Sonnenheimat gelernt hatten.

Dann wacht Hans Castorp langsam auf. Der Todesschock hat ihn geweckt. Und ein wenig auch das aufklarende Wetter. Im Traum hat er Grauenvolles erlebt und in der Wirklichkeit hat er Glück gehabt. Es träumt noch nach in ihm. Was war das? Was hat in ihm geträumt? Und wer mit ihm? War er allein? Oder hat er eine Welt geträumt? Ein Land? Eine Zukunft? »Man träumt nicht nur aus eigener Seele, möcht ich sagen, man träumt anonym und gemeinsam, wenn auch auf eigene Art. Die große Seele, von der du nur ein Teilchen, träumt wohl mal durch dich, auf deine Art, von Dingen, die sie heimlich immer träumt, – von ihrer Jugend, ihrer Hoffnung, ihrem Glück und Frieden … und ihrem Blutmahl.«

Er hat den Traum der großen Seele geträumt, Traum einer guten Zukunft. Er hat sich befreit, er hat sich vom Sog in den Schnee, ins Unendliche, in den Tod selbst befreit. Durch Lebenserfahrung, durch Gespräche mit dem Untergangsterroristen Leo Naphta und dem demokratischen Erzieher Settembrini. Im Aufwachen erklärt er zwar beide gleichermaßen für »Schwätzer«, aber der Leser weiß es besser. Settembrini, der Strandwächter, hat ihn ja gerettet. Er musste gar nicht mehr in sein Strandhörnchen blasen. Es klang ja längst aus Hans Castorp hinaus. Leider, so will es der Roman, kommt seine Lebenslehre für sein Leben und für das Land, für das er träumt, zu spät. Der Roman spielt nun einmal in der europäischen Vorkriegszeit. Der Krieg wird kommen, das ist nicht wegzudichten. Und Hans Castorp wird uns aus den Augen kommen. Er wird im Schlamm und Schlachtengetümmel Schuberts Lindenbaum-Lied singen, wie es Julia Mann den Kindern und später den Enkeln vorgesungen hat. Aber der Roman weiß: Aus dem Untergang Castorps, aus dem Untergang Deutschlands wird ein gutes, ein demokratisches, ein lebensfreundliches Deutschland erwachsen. Und der ganze Wille des Autors geht von nun an dahin, dass er selbst und mit ihm sein Land diesen Traum nicht mehr vergessen wird. Der Kampf von Thomas Mann ist von nun an auch der Kampf gegen das Meer in sich, gegen die Meeresversuchung Deutschlands, Castorps und seiner selbst. Es ist seine Lebenskonfirmation. Und sein Leitvers ist eben nicht »Verleugne dich selbst«, sondern »Überwinde dich selbst«.

Hans Castorp fragte sich während des Erwachens im tiefen Schnee, warum die erträumte oder erinnerte sonnige Menschengemeinschaft so sonderbar freundlich, menschlich, höflich, zugewandt gewesen ist. Kennen sie denn nicht die dunklen Triebe, die Schattenwelt, den Hass, die Scham, den Neid, die Verachtung, die Todeslust, den Tempel mit dem Blutmahl? Oh doch. Sie kennen all das. Sie kennen es besonders gut. »Waren sie so höflich und reizend zueinander, die Sonnenleute, im stillen Hinblick auf eben dies Gräßliche? Das wäre eine feine und recht galante Forderung, die sie da zögen! Ich will es mit ihnen halten in meiner Seele.«

Die Lehre der toten Mutter. Der geliebten Tochter. Vaterliebe zur neuen Weltordnung. Wofür sind wir auf der Welt? Wofür träumen wir? Wofür wurde Castorp aus dem Meer gezogen? »Oh, so ist es deutlich geträumt und gut regiert! Ich will dran denken. Ich will dem Tode Treue halten in meinem Herzen, doch mich hell erinnern, daß Treue zum Tode und Gewesenen nur Bosheit und finstere Wollust und Menschenfeindlichkeit ist, bestimmt sie unser Denken und Regieren. *Der Mensch soll um der Güte und Liebe willen dem Tode keine Herrschaft einräumen über seine Gedanken.* Und damit wach ich auf ... Denn damit hab ich zu Ende geträumt und recht zum Ziele.«

Hans Castorp vergisst den Traum und stirbt im Krieg.

Thomas Mann vergisst ihn nicht. Er ist von nun an politisch imprägniert – ein Kämpfer, ein Mann, der öffentlich für die Demokratie und gegen den aufziehenden Faschismus zu Felde ziehen wird, wo immer das Leben und die Zeit es erfordern. In den entscheidenden Jahren, als es ums Ganze geht, um das fatal fehlgegangene Deutschland, da reagiert er etwas spät, etwas zögernd, dafür umso entschlossener und entschiedener und mit lauter, klarer, weltweit vernehmbarer Stimme. In seinen Büchern, in seinen Reden, in seinem Leben. Im politischen Sinne hielt er sich von nun an von Meer und Meeressog fern. Im persönlichen und erotischen Sinne behielt es ein Leben lang die magische Wirkung auf ihn.

Drei Jahre nach Vollendung des Schneetraums sind wir einmal wieder mit einem Teil der Familie am Strand. Es ist August 1926, Forte dei Marmi am Ligurischen Meer. Thomas und Katia sind mit den beiden Kleinen in den Sommerferien. Elisabeth ist acht Jahre alt, Michael sieben. Es ist wahnsinnig heiß. Da hilft nicht mal das Meer. »Die Schreckensherrschaft der Sonne, sobald man sich vom Saum der indigoblauen Frische löste, von einer Unerbittlichkeit, die die wenigen Schritte vom Strande zum Mittagstisch, selbst im bloßen Pyjama zu einem im voraus beseufzten Unternehmen machte. Mögen Sie das? Mögen Sie es wochenlang?«, fragt Thomas Mann seine Leser in der Novelle »Mario und der Zauberer«, die erst 1930 erscheinen wird, aber auf den familiären Ferienerlebnissen des Sommers 1926 fußt. Wie so oft hat sich auch hier in der Wirklichkeit »nahezu alles so zugetragen« wie literarisch geschildert.

Es war ein fataler Sommer. Selbst das Meer tröstete nicht, im Gegenteil war es so, dass die Familie sich »gegen alle Erfahrung, auch am Strande nicht wohl, nicht glücklich« fühlte. Es ist nicht nur die Hitze. Die Stimmung am Strand ist in absurder Weise mit nationalen Gefühlen aufgeladen. Selbst die Kleinsten sind militante Nationalisten, streiten sich um Flaggen, prahlen mit der Größe und Würde Italiens, von den Eltern aufs Ernsthafteste in ihrem sandburgenpatriotischen Kämpferstolz unterstützt.

Das Wort fällt in der Erzählung nicht, aber das Land ist wie von einem politischen Virus infiziert, die in den Menschen schlummernden nationalen Leidenschaften sind erwacht. Mussolini regiert seit 1922 in Italien, der Faschismus ist an der Macht. Und die deutsche Ferienfamilie erfährt es am eigenen Leib. »Man verstand bald, daß Politisches umging, die Idee der Nation im Spiele war.« Die Kinder verstehen gar nicht, was da los ist mit den anderen Kindern am Strand. Die Eltern erklären es so: »Diese Leute, erklärten wir ihnen, machten soeben etwas durch, so einen Zustand, etwas wie eine Krankheit.«

Im Zentrum der nationalen Empörung steht schon bald Elisabeth. »Unser Töchterchen, achtjährig, aber nach ihrer körperlichen Entwicklung ein gutes Jahr jünger zu schätzen und mager wie ein Spatz« – hatte für einen Moment ihren Badeanzug ausgezogen, um ihn im Meer einmal durchzuspülen und von Sand zu reinigen. Nationaler Aufruhr und Entsetzen am Strand. Ein Herr mit Melone erklärt, dass der »Verstoß gegen die nationale Würde nicht ungeahndet« bleiben werde. Die Familie des entblößten Spatzes wird auf ein Amt geleitet, wo der schwere Verstoß bestraft und mit einer Geldstrafe von 50 Lire geahndet wird. Die Eltern sind fassungslos. Der Erzähler fragt sich: »Hätten wir nicht abreisen sollen?« Um sich sogleich selbst zu antworten: »Hätten wir es nur getan!«

Aber ein Magnetismus hält sie zurück. Der Sommer,

die Ferien, das Meer, die Kinder, der Optimismus. Es wird schon besser werden. Doch da kündigt sich ein Magier an, die Kinder natürlich vom ersten Moment aufgeregt und begeistert. Natürlich müssen sie da hin, natürlich wird es aufregend werden. Magie am Meer, was könnte besser sein.

Der Mann heißt Cipolla und beherrscht eine ganz spezielle Magie: die Hypnose. Der Abend beginnt heiter und harmlos, Cipolla gibt zunächst kleine Beispiele des unfreien Willens seiner Opfer. Doch er steigert sich. Widerstand gegen ihn und seine schwarze Magie ist zwecklos. Er bannt jede Freiheit unter seinen Willen. Es stachelt ihn nur an und erklärt den entschlossenen Gegnern: »An dem Ergebnis wird Ihr Widerstand nichts ändern. Die Freiheit existiert, und auch der Wille existiert; aber die Willensfreiheit existiert nicht, denn ein Wille, der sich auf seine Freiheit richtet, stößt ins Leere.«

Thomas Mann demonstriert am Beispiel des Zauberabends an der ligurischen Küste, im Laufe dessen ein ganzer Saal in den Bann eines Verführers gerät, die schreckliche Macht faschistischer Demagogie. Der Zauberer selbst erklärt sich eins mit seinem verzauberten Volk im Saal, »Befehlen und Gehorchen, sie bildeten zusammen nur ein Prinzip, eine unauflösliche Einheit; wer zu gehorchen wisse, der wisse auch zu befehlen und ebenso umgekehrt; der eine Gedanke sei in dem anderen inbegriffen, wie Volk und Führer ineinander inbegriffen seien«.

Ein ganzer Saal am Meer ist einem kollektiven Schneetraum verfallen. Menschen wollen sich einer dunklen, verführerischen Macht hingeben, sind froh, ihre »armselige Selbstbestimmung« los zu sein in diesem »spät-nächtlichen Drunter und Drüber der Gemüter«, die kritischen Widerstände in »trunkener Auflösung« und die Verzauberten bereit, »ihrem Meister, wenn dieser gewollt hätte, so bis ans Ende der Welt« gefolgt wären. Ihr »Lass fahren dahin« – das Motto der Untergeher von Travemünde ist hier am Mittelmeer ein gemeinsames »Es war nun schon alles einerlei«.

Einer bleibt wach und wachsam. Einer zusammen mit seiner Familie lässt sich nicht den freien Willen stehlen. Er ist imprägniert gegen diesen fatalen Meereszauber. Oder erdichtet er sich nur diese stählerne innere Macht? Thomas Mann lässt sein literarisches Ich in dieser Novelle widerständig bleiben. Erschüttert beobachtet der Icherzähler, wie leichtfertig und leicht sich all die Menschen diesem dunklen Führer unterwerfen. Er nicht. Es ist, als habe auch dieses Ich den erlösenden Schneetraum Hans Castorps geträumt und sich die Essenz gemerkt und in sein Leben eingebaut: dem Tod keine Macht einzuräumen über das Leben, dem Drang, sich hinzugeben, widerstehen, wachsam bleiben, auf der hellen Seite der Macht widerstehen.

Thomas Mann hatte seine eigenen frühen Erfahrungen mit dem italienischen Faschismus gemacht, er war im Herbst nach der Niederschrift des Schneekapitels mit Katia in Bozen gewesen. Es war der Aufenthalt, bei dem er Gerhart Hauptmann getroffen und in ihm die Zauberberg-Figur Mynheer Peeperkorn entdeckt hatte. Vor allem aber hatte er den italienischen Nationalismus in Südtirol erlebt und noch Jahre später wird er in Briefen erschrocken davon berichten. Und im Jahr nach dem grauenvollen Strandaufenthalt lehnt er in einem Brief an einen Mailänder Theaterkritiker einen weiteren Besuch in Italien aus politischen Gründen ab. Vor allem die lächerliche Verurteilung von Elisabeths nacktem Spatzenkörper am Strand erschien ihm symptomatisch und verachtenswert: »Ich konnte nicht umhin, sie mit jener Hypertrophie des nationalen Anspruchs in Beziehung zu bringen, die dem Fascismus menschlich eigentümlich zu sein scheint.«

Thomas Mann erkennt den kommenden Gegner langsam in seiner ganzen Größe und Macht. Nach der Rückkehr aus Bozen im Herbst 1923 unternahm Hitler mit seinem Gefolge den Marsch auf die Feldherrenhalle in einem ersten Versuch, die Macht zu übernehmen, und scheiterte noch. Aber Thomas Mann lebte in der selbsternannten »Stadt der Bewegung« und er war dabei, als ein entfesseltes Bürgertum in den Wochen nach der Niederschlagung der Münchener Räterepublik wahllos Menschen tötete, die man zu Feinden erklärt hatte. Er hat es erlebt. Und – wie wir wissen – auch in sich selbst.

Vielleicht machte ihn auch genau diese Selbsterkenntnis in späteren Jahren zu einem besonders erbitterten und weltweit hörbaren Gegner des Faschismus. Es war ihm aus tiefster Seele bekannt. Deshalb versteht er auch diesen dunklen Magier am Meer so gut, diesen Cipolla. Deshalb ist er auch so besonders erschüttert von den Menschen, die sich ihm anscheinend willenlos hingeben, erleichtert, sich von ihrem eigenen Willen endlich loszusagen und in einem kollektiven Willen aufzugehen. Seine Kinder haben Thomas Mann schon früh einen Spitznamen gegeben, der in späten Jahren berühmt wurde, und sein erster Biograf Peter de Mendelssohn hat seinem Lebensbuch sogar den Spitznamen als Titel gegeben: »Der Zauberer«.

Er ist zuallererst ein Künstler, dieser Cipolla, ein von Thomas Mann Erkannter, ein Bruder. Ein Bruder, als den Thomas Mann später auch Adolf Hitler erkennen wird. Spottschlechter Künstler zwar, Verhunzer der Romantik, komplett gescheiterter Postkartenmaler. Aber ein Künstlertyp, wie Thomas Mann ihn kennt und in seiner frühen italienischen Meereserzählung schon geschildert hat: »Der ›Tod in Venedig‹«, so schreibt Mann 1938 in seinem Essay »Bruder Hitler«, »weiß manches von Absage an den Psychologismus der Zeit, von einer neuen Entschlossenheit und Vereinfachung der Seele, mit der ich es freilich ein tragisches Ende nehmen ließ. Ich war nicht ohne Kontakt mit den Hängen und Ambitionen der Zeit, mit dem, was kommen wollte und sollte, mit Strebungen, die zwanzig Jahre später zum Geschrei der Gasse wurden. Wer wundert sich, daß ich nichts mehr von ihnen wissen wollte, als sie auf den politischen Hund gekommen waren.«

Und es ist, als erinnerte er sich selbst an seine zweite italienische Meeresnovelle, an den »Mario«, wenn er den Essay von 1938 mit erstaunlichem Optimismus beschließt: »Ich glaube gern, ja, ich bin dessen sicher, daß eine Zukunft im Kommen ist, die geistig unkontrollierte Kunst, Kunst als schwarze Magie und hirnlos unverantwortliche Instinktgeburt ebensosehr verachtet wird, wie menschlich schwache Zeiten, gleich der unsrigen, in Bewunderung davor ersterben.«

Die Schwierigkeit, die der Kampf gegen den Faschismus mit sich bringt, sah Thomas Mann schon in der Mario-Novelle voraus. Wie viel schwerer ist es, *gegen* etwas zu kämpfen, statt für etwas. Wie schwer ist es, alle Kräfte in sich zu sammeln, um etwas zu verhindern. Statt etwas Eigenes, Gutes, Großes zu erschaffen: Ein Herr aus Rom im Publikum des Zauberers hatte gefragt, ob Cipolla ihn tanzen lassen könne, hier vor all den Leuten, auch wenn er das nicht wolle. Er glaube nämlich nicht daran. Doch – nichts leichter als das für den Hypnotiseur. Der Zauberer schaut, zieht den Widerständigen in seinen Bann, kämpft ein wenig gegen dessen Unwillen zu tanzen – und unterwirft den Gegner schließlich aufs Leichteste. Der Icherzähler erkennt im Publikum »grausame Genugtuung«, ein wenig sicher auch bei sich selbst. Als Grund für die Niederlage vermutet er: »Wahrscheinlich kann man vom Nicht-Wollen seelisch nicht leben; eine Sache nicht tun wollen, das ist auf die Dauer kein Lebensinhalt.«

Am Ende wird Cipolla erschossen. Er war in seiner Demütigung zu weit gegangen, der freundlich-arglos-harmlose Kellner Mario, den der Magier zu einem Kuss gezwungen hatte, erschießt den Hypnotiseur. »Ein höchst fatales Ende« wohl, so steht es in der Novelle – »und ein befreiendes Ende dennoch – ich konnte und kann nicht umhin, es so zu empfinden!«. Der Tyrannenmord als einziger Ausweg und Befreiung – so endet dieser frühe dunkle Zauberabend in einem faschistisch regierten Land.

Den nächsten Sommer haben sie dann lieber wieder im Norden auf Sylt verbracht. Ein herrlicher Sommer. Die Kleinen sind wieder dabei, Elisabeth mit Pagenschnitt und dunklem, locker sitzendem Badeanzug, immer noch ein Spatz. Ernst wie immer, seit die Frau des französischen Nobelpreisträgers beim Betrachten der Geschwister einmal gesagt hatte, sie erkenne den Jungen an seiner Ernsthaftigkeit. Das hatte Elisabeth getroffen und geärgert. Vielleicht ja auch, weil sie ohnehin wissend ahnte, dass auch ihre eigene Mutter Mädchen stets als Enttäuschung empfand. So fand sie sich früh zu Ernsthaftigkeit verpflichtet. Ernst wie ein Junge. Ernst wie ihr Bruder Michael, den wir hier mit kurzen Haaren und schwarzer Badehose in die Sonne blinzeln sehen. Schon wieder ein Foto? Schon wieder ein Foto. Die Ferienfamilie hat sich um einen Holzmast gruppiert, daran ein weißes Segel am Strand. Katia lehnt lässig am Mast, dunkles Trägerhemd, schmaler Gürtel, dunkle Shorts, die Hand zur sanften Faust geschlossen. Die Sonne scheint alle zu blenden, außer den gut gelaunten Herrn mit Schnauzbart, ganz in Weiß, Matrosenmützchen auf dem Kopf, weißer Bademantel, er hat den Kopf leicht geneigt und lächelt. Der helle Zauberer, weißer Kapitän an Land mit seiner kleinen Mannschaft.

Nicht im Bild: die Liebe dieses Sommers. Der junge Mann mit schwarzem Haar und vollen Lippen und dunklem, verträumtem Blick. Klaus Heuser, 17 Jahre alt, aus Düsseldorf, Sohn des Malers Werner Heuser und dessen Frau Mira, geboren 1909 in Rom. Wie immer am Meer lösen sich die Fesseln, die Thomas Mann im Alltag um sich geschlungen hat. Hier ist er frei. Daran ändert auch sein neues politisches Bewusstsein, sein politisches Misstrauen gegen das Meer nichts. Im Gegenteil: In diesem Sommer, der dem italienischen Sommer des Abscheus folgte, war Thomas Mann frei und glücklich wie lange nicht. Wir wissen nicht genau, wie dieses Glück aussah. Es war eben ein Glück, eine Erfüllung. »Mit Stolz und Dankbarkeit«, schreibt er später, bewahre er die Erinnerungen an diesen Inselsommer, »die *unverhoffte Erfüllung einer Lebenssehnsucht*«, »*das ›Glück‹, wie es im Buche des Menschen, wenn auch nicht der Gewöhnlichkeit, steht*«.

Einfach Glück. Vielleicht auch dadurch besonders intensiv empfunden, weil die Scham, diese furchtbare Scham ihn nicht mehr so sehr quälte wie einst. Weit entfernt davon, unter den Augen der Ferienwelt und der eigenen Familie ein offenes Liebesleben mit dem jungen Mann zu leben, war er doch nun so viel freier als in früheren Jahren. Mit Katia hatte er »das Problem« lange schon besprochen und im Tagebuch hatte er notiert, wie froh er über ihr Verständnis sei. Ins Gästebuch des Hotels schrieb er am Ende dieses Sommers der Liebe: »An diesem erschütternden Meere habe ich tief gelebt.«

Nach der Rückkehr im Herbst wird Klaus Heuser die

Familie sogar für zwei Wochen in München besuchen und bei ihnen wohnen. In einem Brief an seine beiden Ältesten, an Erika und Klaus, den er »Eissi« nennt und der offen homosexuell lebt, schreibt er heiter warnend vor dem so ersehnten Besuch: »Eissi ist aufgefordert, freiwillig zurückzutreten und meine Kreise nicht zu stören. Ich bin schon alt und berühmt, und warum solltet ihr allein darauf sündigen?«

Noch viele Jahre später wird sich Thomas Mann an die seligen Wochen auf Sylt und die darauffolgenden in München erinnern, den Abschied aus München dann, »als ich zum ersten Mal den ›Sprung ins Traumhafte‹ tat und seine Schläfe an meine lehnte. Nun ja, – gelebt und geliebet. Schwarze Augen, die Tränen vergossen für mich, geliebte Lippen, die ich küßte, – es war da, ich hatte es, ich werde es mir sagen können, wenn ich sterbe.«

Vom Sommer auf Sylt haben wir noch dieses andere Bild. Darauf ist nur er allein, Thomas Mann, lässig an eine Sandaufschüttung gelehnt am Strand, rechts hinter ihm der Rücken eines Strandkorbs, am Horizont das helle Meer. Er hat eine brennende Zigarette zwischen den Lippen, ist in einen weiten, dicken, groß karierten Bademantel gehüllt. Die Arme verschränkt. Eine kurze Haarsträhne auf dem Kopf minimal im Wind. Ein freier Mann, selbstgewiss in die Ferne schauend und ganz bei sich. Es ist vielleicht das einzige Bild, das Thomas Mann nicht gepanzert zeigt, nicht um Würde bemüht, nicht eingefroren in die Uniform seines Lebens. Dabei ist auch dieses Bild inszeniert, wahrscheinlich sogar besonders kunstvoll und aufwendig. Aber er liebt die Rolle, die er hier spielt. Sie passt ihm. Niemand hat sie ihm vorher aufschreiben müssen, nicht mal er selbst.

So könnte das Leben weitergehen. Die fünfzig lange überschritten, das Fundament stabil, moralisch, politisch, literarisch, finanziell, mit immer wiederkehrenden kleinen erotischen Meeresunsicherheiten in den Sommern, die noch folgen werden. Im Jahr 1929 war dann der vorläufige Gipfel des Weltruhms erreicht: Ihm wurde der Nobelpreis verliehen. Ausdrücklich für seinen ersten Roman, die »Buddenbrooks«, was ihn gleich wieder etwas betrübte, denn war er nicht seitdem künstlerisch viel, viel weiter emporgestiegen? Hatte er nicht viel, viel Besseres zu erzählen gehabt als die Geschichte seiner Familie? Nun denn. Der Preis war der Preis.

Geld war nun wirklich mehr als genug, Weltruhm, Anerkennung. Der Vater wäre stolz, die Mutter selig gewesen.

DÜNE AUF WANDERSCHAFT

Den Spätsommer des Nobeljahres verbrachten sie mal wieder hoch im Norden. Viel weiter östlich diesmal, Thomas Mann war zu einem Vortrag in Königsberg eingeladen gewesen, danach ging es nach Rauschen, das heutige Svetlogorsk, zur Erholung. Ein Ausflug führte sie ins nahe Nidden an der Kurischen Nehrung. Und Thomas Mann war überwältigt. Auf der einen Seite war die Landzunge von der Ostsee, auf der anderen vom blauen Wasser der Nehrung umschlossen, dazu eine gigantische, weiße Wanderdüne, die ins Wasser zu fließen scheint. Sahara des Nordens wird der Riesensand hier genannt. Und es ist wirklich ein endloses Ineinander der Elemente. Grenzenlosigkeit an Land und zu Wasser. Und – na ja, eigentlich beschlossen die Manns an jedem Ort, an dem es ihnen sommerlich gefiel, ein Haus zu bauen. Das frühe Sommerhaus in Tölz in den Bergen hatten sie im Krieg verkauft. Wie gut und richtig und notwendig wäre endlich nun das eigene Haus am Meer. Oder an den Meeren gleich und diesem riesenhaften Sand. Schnell ist der ideale Bauplatz gefunden, auf einer Hügelkuppe zwischen Pinien. Beschlossen, gekauft, geplant. Als sie nächsten Sommer wiederkommen, steht das Haus, ganz aus Holz, rotbraun mit blauen Fensterläden, der Giebel von gekreuzten blauen

Holzpferden gekrönt. Eine Terrasse davor, Arbeitszimmer des Zauberers im ersten Stock, mit Blick ins tiefe Blau des Haffs. Hier konnte er sein Riesenwerk des sonnigen, guten Regierens schreiben, die Josephsromane. Wie weit war man hier von den politischen Kämpfen zu Hause, von den Forderungen des Tages, wie weit von München entfernt, in der Nähe jedoch ganz anderer Konflikte ganz anderer Welten. Zwischen Litauen, Russland, Ostpreußen – ein nur scheinbar friedlicher Landstrich zwischen den Ländern.

Als ein Jahr später Sohn Klaus im Sommer hier heraufkam, um ein paar Tage bei den Eltern zu verbringen, beobachtete er die Schüler einer nahe gelegenen Segelfliegerschule in Rossitten, neben dem litauschen Nidden auf deutschem Gebiet gelegen: »Ihre Hemden und Sweater waren mit Hakenkreuzen geschmückt. Wir beobachteten ihre ungeschlachten, etwas tolpatschig-wilden Spiele in den Dünen, in den Meereswellen. Auch ihre Badehosen zeigten an prominenter Stelle das völkische Emblem.«

Ein Jahr später bekommt Thomas Mann ein halb verkohltes Exemplar der »Buddenbrooks« per Post ins Sommerhaus geschickt. Eine Warnung. Ein Menetekel. Bald brennen deine Bücher. Und dann auch du.

Thomas Mann ist mit den Jahren durch seine öffentlichen Reden zu einem Feindbild der politischen Rechten geworden. Vor allem, weil sie ihm das nie verzeihen, was sie seinen Verrat nennen. Seine Fahnenflucht, sein Sturz von Bord der Reaktion. Thomas Mann schreibt Ende Juli 1932 an den baltisch-deutschen Philosophen Hermann

Graf Keyserling, Briefkopf »Nidden, Kurische Nehrung, Haus Thomas Mann«:

»Seit 14 Jahren könnte Deutschland ein ungeheures moralisches Prestige gesammelt haben, wenn es sich bewußt und entschlossen, als soziale Friedensrepublik, an die Spitze der Entwicklung gestellt hätte und dem Erdteil zum Führer in neue und bessere Zeiten geworden wäre. Es hat sich nicht entschließen können.«

Thomas Mann macht lange Spaziergänge über die Düne oder im flachen, grenzenlosen Wald. Touristen machen sich oft auf die Suche nach den freilaufenden Elchherden, die hier, wie es heißt, ihren letzten Zufluchtsort in Europa gefunden haben. Immer wieder hat man einen Blick auf die weite, russische Steppe. Unter der gigantischen Wanderdüne, die sich unmerklich und unendlich langsam fortbewegt, sollen ganze Dörfer begraben sein. In vielen, vielen Jahren werden sie wieder auftauchen. Freigeweht vom Wind.

Ein französischer Journalist, der in diesem Sommer für ein Interview mit dem Nobelpreisträger hergekommen ist, berichtet vom »angstvollen Taumel«, der ihn und seinen berühmten Begleiter erfasst habe angesichts der Weite und Unendlichkeit. »Neulich«, vertraute Katia später dem Besucher an, »mußte mein Mann seinen Spaziergang abbrechen und nach Hause eilen. Er konnte die Beklommenheit dieser riesigen Weite, diese von keinem Vogelschrei unterbrochene Stille, nicht ertragen.«

Sein Romanheld von einst, in den Bergen, Hans Castorp, war noch immer wieder angstlos eins geworden mit der Unendlichkeit. »Schließen wir doch die Augen, geborgen von Ewigkeit!«, hatte ihm Thomas Mann im »Zauberberg« zugerufen. Und vom Spazieren am Rande des Unendlichen wurde so berichtet: »Wir gehen, gehen, – wie lange schon? Wie weit? Das steht dahin. Nichts ändert sich bei unserem Schritt, dort ist wie hier, vorhin wie jetzt und dann; in ungemessener Monotonie des Raumes ertrinkt die Zeit, Bewegung von Punkt zu Punkt ist keine Bewegung mehr, wenn Einerleiheit regiert, und wo Bewegung nicht mehr Bewegung ist, ist keine Zeit.«

Thomas Mann im Sommer an der Kurischen Nehrung auf dem großen Sand hat Angst, vor der Unendlichkeit, dem Unheimlichen, der Zukunft, dem Tod. Das verbrannte Buch, die Hakenkreuze, die Stimmung in Deutschland, die unumkehrbar scheint. Wie wird es weitergehen? Der französische Journalist fragt, was gefragt werden muss. Die Frage, die hier schon den ganzen Sommer lang in der Luft liegt: »Ich frage Thomas Mann, ob er nicht in Erwägung zieht, München, seinen ständigen Wohnsitz und zugleich Sitz des ›Braunen Hauses‹, zu verlassen, um die Integrität seines Denkens zu wahren.

›Nein‹, sagt er, und sein Blick verfinstert sich. ›Ein Schriftsteller ist zu sehr an das Volk, an die Sprache gebunden, deren Botschaft er verkündet. Sich davon zu trennen, das hieße, sich vom sprudelnden Lebensquell zu trennen, das könnte ich nicht!‹«

Doch das Land trennt sich von ihm. Am 30. Januar 1933 wird Adolf Hitler Reichskanzler; am 11. Februar bricht er zusammen mit Katia zu einer Vortragsreise nach Holland auf. Sie werden viele, viele Jahre lang nicht zurückkehren. Lange wehrt sich Thomas Mann gegen diese Erkenntnis. Er will nicht ins Exil. Er ist Deutschland, nicht diese Leute an der Macht, die sich mit dem Land verwechseln. »Wunderliches Erlebnis«, schreibt er im Mai 1933 im französischen Badeort Bandol, »daß einem, während man gerade draußen ist, sein Land irgendwohin davonläuft, sodaß man es nicht wiedergewinnen kann.«

Er ist zusammen mit Katia über Brüssel, Paris weiter in die Schweiz gefahren. Den Sommer verbringen sie, gemeinsam mit anderen Schriftstellern, die über Nacht ihr Vaterland verloren haben, am Mittelmeer. Thomas Mann beobachtet die Entwicklungen zu Hause mit Staunen. Vor allem dieses widerstandslose Sichergeben, das Sichdreinfügen in die Ungeheuerlichkeit der neuen Zeit überrascht ihn doch. Wie genau auch immer er es am italienischen Mittelmeer im »Mario« auch schon beschrieben hatte: »Wie seltsam, daß man in Deutschland gegen die wahrhaft schweinischen Mittel, mit denen diese ›Volksbewegung‹ gesiegt hat, offenbar nicht die Empörung, den Ekel aufbringt, den ich empfinde!« Er erkennt eine »Verfälschung der Gehirne« im Land und staunt, wie schnell das alles geht.

Er ist doch derselbe geblieben, oder? Er, der noch am 10. Februar im Auditorium maximum der Universität München einen umjubelten Vortrag über »Leiden und Größe Richard Wagners« gehalten hatte, sieht sich im April mit einem massiven öffentlichen »Protest der Wagnerstadt München« konfrontiert. Nahezu die gesamte musikalische Kulturprominenz der Stadt protestiert öffentlich gegen ihn, den Verräter. Viele, die eben noch in seinem Salon in der Poschingerstraße saßen und ihm applaudiert hatten. Hans Pfitzner, der frühe große, hochverehrte Freund. Alle jetzt Gegner. Der Rotary-Club schließt ihn aus. Hier hatte er vor nicht allzu langer Zeit einen Vortrag über sein Haus und das Meer in Nidden gehalten. Aus. Er ist der Feind. Repräsentant eines Deutschlands, das nicht mehr sein soll. Anfang April schon bekommt er den Brief der Rotarier nach Lugano: »Er kam mir unerwartet. Hätte es nicht gedacht. Erschütterung, Amüsement und Staunen über den Seelenzustand dieser Menschen, die mich, eben noch die ›Zierde‹ ihrer Vereinigung, ausstoßen, ohne ein Wort des Bedauerns, des Dankes, als sei es ganz selbstverständlich. Wie sieht es aus in diesen Menschen?«

Das fragt er, der Seelenschauer? Der Dichter der Gegensätze? Der auf dem »Zauberberg« die Gedanken der Reaktion wie die der Revolution gleichermaßen verstanden und beschrieben hatte? Er weiß nicht mehr, wie es in den Menschen seiner Heimat aussieht. Eine Wahl, ein Reichstagsbrand war genug, um eine Mauer zu errichten zwischen innen und außen.

Die Kinder fahren noch eine Weile hin und her zwischen Deutschland und der Welt. Golo rettet vor allem die Tagebücher des Vaters aus der Poschingerstraße. Voller Panik hatte Thomas Mann gefürchtet, dass die Geheimnisse seines Lebens seinen Todfeinden in die Hände fallen könnten und er entblößt und lächerlich dastehen könnte vor der ganzen Welt. All sein so sorgsam verhülltes Inneres – dem Hohnlachen preisgegeben. Sein lebenslanger Kampf um diese Rüstung der Würde wäre vergeblich gewesen. Ins Gegenteil verkehrt. Was für ein Albtraum. Doch Golo rettet die Bücher und damit den Vater.

Elisabeth, in diesem Frühjahr vierzehn Jahre alt, wollte zurück nach München, nach Hause, in die Schule, zu ihren Freunden. Was sollte sich für sie geändert haben? Sie fühlte sich groß und selbstständig. Beim Wagner-Vortrag ihres Vaters war sie dabei gewesen, hatte die Menge applaudieren sehen. Danach durfte sie zum ersten Mal noch mit den Eltern und dem großen Bruder Klaus an die Bar des Hotels »Vier Jahreszeiten«. Sie gehörte jetzt dazu. Sie wurde erwachsen.

Und also konnte sie auch allein bestimmen, wo sie leben wollte. Nicht ihr Exil. Nicht ihre Flucht. Sie war mit den Eltern in der Schweiz gewesen, hatte am 5. März zusammen mit ihrer Mutter den Ausgang der Reichstagswahlen am Radioapparat verfolgt. Die Mutter hatte geflucht, die Wahlen als »lächerlich!« bezeichnet. Am

18. März schließlich setzten Thomas und Katia das Mädchen in Chur in den Zug Richtung München. Der Vater schreibt ins Tagebuch: »In Tränen.«

Das Kindermädchen war noch im Haus und nahm sie auf. Elisabeth ging in die Schule, als sei alles wie immer. Aber die Welt hatte sich gedreht. Es hat ihr, erzählt sie später, »einen kolossalen Schock« versetzt, dass die Lehrer plötzlich das Gegenteil dessen predigen, was noch wenige Wochen zuvor galt. Da sie nicht mit »Heil Hitler« grüßte, wurde sie im Braunen Haus angezeigt. »Ich war drei Wochen weg gewesen. Und plötzlich waren sie Nazis geworden. Ich fand die ganze Atmosphäre unerträglich.« Jetzt will auch sie unbedingt raus, und zwar sofort. Golo holt sie ab. Sie fahren, wie einst Hans Castorp, über das Schwäbische Meer, den Bodensee, lassen sich im Unklaren, wie lang die Abwesenheit dauern wird, und sind nur froh, als sie endlich statt der Hakenkreuzflaggen das Schweizerkreuz am Ufer sehen. Am 3. April kann Thomas Mann seine Tochter in Lugano wieder in die Arme schließen.

Immerhin diese Sicherheit ist gewonnen. Aber wie geht es weiter, das neue Leben, das nun beginnt? Er hat es nicht gewollt. In diesem Sommer wird er 58 Jahre alt. Sein Leben lang hat er sich nach Stabilität und Ruhm und Ansehen und repräsentativem Glanz gesehnt, der seinem Vater zur Ehre gereicht und ihn zum Staunen gebracht hätte. Und nun ist das alles mit einem Mal wie weggefegt. Auf welch weichem Grund hatte er sein Leben errichtet. Wo war das Fundament? Plötzlich Feindlichkeit von überall. Von Deutschland, den Machthabern und denen, die dazugehören wollen, aber auch von vielen Emigranten, die von ihm verlangen, dass er sich klar und unzweideutig zu ihnen bekennt, sich auch vom deutschen Buchmarkt, seinen Lesern trennt, seine Bücher in diesem nunmehr feindlichen Land nicht mehr vertreiben lässt. Dieser lange Sommer am Meer bringt so viel Überdruss und so viel Angst. So eine große Unsicherheit. Dabei immer wieder auch Glücksmomente.

Im Juni waren sie vorübergehend in ein herrliches Strandhaus in Sanary-sur-Mer gezogen, ganz in der Nähe von René Schickele und seiner Frau, den Feuchtwangers, Bruder Heinrich. Thomas Mann notiert: »Ich glaube, daß wir in diesem Haus glücklich sein werden.« Aber schon zehn Tage später erscheint wieder alles dunkel und hoffnungslos:

»Dachte in der Stille des Abends über mein Leben nach, seine Pein und Schwere von frühan und seine Gunst vermöge gewisser glücklicher Seiten meines Charakters. Ich glaube doch, zuletzt werde ich seiner recht müde sein – und nicht nur seiner, sondern damit auch, im Gegensatz zu den metaphysischen Hoffnungen und Sehnsüchten meiner Jugend, des Lebens überhaupt. *Genug, genug!*«

Es ist in diesem Sommer fast so, als spiele er die Motive seiner Meeresbiografie noch einmal durch, wie damals, als er noch von Menschen schrieb, die in die Irre gehen müssen, weil es für sie den richtigen Weg nicht gibt. Als sein Herz lebte und er dem Bruder von völlig ernst gemeinten Selbstabschaffungsplänen schrieb.

Am Tag, an dem sie das Haus am Meer in Sanary verlassen, um nach Küsnacht zu ziehen, am 22. September

1933, berichtet ihm Katia, sie habe gehört, dass Klaus Heuser Ende des Monats hier in Sanary erwartet werde. Der schöne Klaus von Sylt. Das fehlte ja gerade noch. Sie reisen trotzdem ab. »Die Begegnung wäre sehr merkwürdig gewesen, geschieht aber wohl besser nicht. Nach menschlichem Ermessen war dies meine letzte Leidenschaft, – und es war die glücklichste.«

Es gilt jetzt, Kraft zu sammeln für das Leben außerhalb. Kraft und Geld und Zuversicht, am Leben bleiben, schreiben, einen guten Ort zum Leben finden, in Sicherheit sein. Er fügt am selben Tag hinzu:

»Ich schließe die diesen Aufenthalt begleitenden Aufzeichnungen, an den ich dankbar zurückblicken werde. Die Zukunft ist ungewiß, wie sie es im Grunde immer ist, und nur darauf darf ich wohl mit einer Art von natürlicher Sicherheit rechnen, daß der bei aller Schwierigkeit glückliche Grundcharakter meines Lebens sich auch unter Umständen durchsetzen wird, die mir anfangs den Atem nahmen.«

Ist ein schöneres Vertrauen denkbar? Eingehegt, gesichert, beschützt von einem guten Geist des Lebens. Als Prinz, als Hoheit des Lebens, als ein Erwählter hat sich Thomas Mann ja von früh auf gefühlt, wir wissen das zu gut. Das Kindermädchen auf den Straßen von Lübeck hatte angehalten, die Huldigungsbezeugungen des einfachen Volkes für den selbstverliebten Winzling entgegenzunehmen. Aber wie bedroht war diese hohe Würde stets gewesen. Wie leicht schien stets der tiefe Sturz hinab. Erfolg auf

Erfolg und Buch auf Buch hat er sich seine Festung gebaut und sich mit militantem Optimismus dem Guten zugewendet, einer guten, hellen, menschenfreundlichen Zukunft. Das ist es, was er beim erneuten Abschied vom Meer den »glücklichen Grundcharakter« seines Lebens nennt. Er hat die dunklen Mächte in sich, die Angst, die Todessehnsucht, die Müdigkeit, die Lust, einfach aufzugeben, überwunden und ist nun bereit für das Exil, das er um jeden Preis vermeiden wollte und das sich doch nicht vermeiden ließ. Das neue, gute Leben. Die Frage war nur: Wo?

Im Mai des nächsten Jahres geht er zusammen mit Katia auf Meeresfahrt. Seine Jungfernfahrt über den Atlantik, erstmals auf einem Weltmeer. Er selbst, notiert Thomas Mann an Bord, stamme ja von einem recht provinziellen Gewässer im Vergleich mit diesem hier, mit dem Atlantik. Unter dem Titel »Meerfahrt mit Don Quijote« wird er seine Tagebuchnotizen, die er an Bord des Ozeandampfers verfasst, veröffentlichen. Es ist seine Traumfahrt in ein neues Leben. Das Kapitel, das nun in seiner Meeresbiografie beginnt, könnte mit einer Zeile aus der inoffiziellen Hymne der USA »America the beautiful« lauten: »From sea to shining sea« – vom Meer zum leuchtenden Meer.

Kurz vor der Ankunft, nach zehn Tagen auf See, scheint der Reisende zu erwachen aus einem Traum: »Es ist mir träumerisch zu Sinn, vom frühen Aufstehen, vom sonderbaren Lebensgehalt dieser Stunde«, schreibt er. Es ist, als sei hier erst das wahre Erwachen aus dem Schneetraum Wirklichkeit geworden. Das Land jenseits des Meeres: »Vorn aus dem Morgennebel lösen sich langsam die Hochbauten von Manhattan.« Das träumerische Nachschwingen der alten Welt, das er noch in sich spürt, das er sich noch augenreibend aus den Sinnen zu bringen versucht, vor dem ersten Landgang, es ist »eine allzu europäische, zurückgewandte Gefühls- und Gedankenrichtung!«. Vom Meer zum hellen Meer. Thomas Mann kommt an.

Hier an Bord hat er noch einmal die Motive seines Lebens gelebt. Er hatte an Gontscharow gedacht, dessen Roman des Lethargiehelden Oblomow er damals, während seines Tonio-Kröger-Erlebens an der dänischen Küste, gelesen hatte. Thomas Mann erinnert sich, dass dieser Gontscharow, als er einmal während eines tollen Sturmes an Bord eines Schiffes war, vom Kapitän an Deck gerufen wurde. Das müsse er sich ansehen. Er sei doch Dichter. Dieses ungeheure Toben da draußen, das müsse ihn, mit seiner Fantasie, doch ganz besonders beeindrucken. Doch der Oblomow-Dichter schaut kurz aufs Wasser, völlig unbeeindruckt, sagt: »Unfug, Unfug«, und geht wieder unter Deck.

Er erinnert sich an die Meeresverse, die er ›Tonio Kröger‹ mitgegeben hatte: »›Du meiner Jugend wilder Freund, / So sind wir einmal noch vereint!‹ Ich gedachte heute morgen der Verse, die Tonio Kröger nicht fertig zu schmieden wußte, da sein Herz lebte.«

Wenn er im Deckchair liegt und die horizontale Lebenslage einnimmt, verwandelt er sich noch einmal in Hans Castorp. Ein »sonderbarer Bootsführer« ist für die Rettungsboote im Falle des Untergangs verantwortlich, eine Art Gondoliere des Lebens für das Leben in Venedig. Und auch der Zauber des Hypnotiseurs und Untergangsmagiers Cipolla ist mit an Bord. Wenn Thomas Mann noch einmal an die vergangenen dunklen Zauber in ihm selbst erinnert wird: »Spricht aus mir die überall grassierende Begier nach dem ›Irrationalen‹, dieser Kult, für dessen menschliche Gefahren und Eignung zum Mißbrauch mein kritisches Gefühl doch wach war?«

Er fährt hier auf dem Atlantik einmal durch sein Leben, umrundet auf der Fahrt in die neue Welt einmal die ganze Welt. Es wird ihm klar, als er, Thomas Mann, zusammen mit Katia, sich vom Rettungsmatrosen die Boote für den Fall des Untergangs demonstrieren lässt. Gemütlich und vertrauensvoll schildert der Mann die zu erwartenden Ereignisse im Fall der Havarie. Ein Experte am Rande des Todes. Ja, doch, antwortet er auf Nachfrage, er habe diesen Fall schon dreimal im Laufe seines Seefahrerlebens erlebt. Ja, das bleibe nicht aus. Und er schildert also kundig und erfahren den Vorgang des Einbootens und fügt ganz ruhig hinzu: »Und dann bringe ich Sie nach Haus.«

Nach Haus. Thomas Mann freut und wundert sich über diese Formulierung. Als solle man auf See seine Adresse sagen und würde sicher an der Haustür abgegeben. Dann kommt er ins Überlegen. Nach Haus. Wo ist das eigentlich?

Es gibt – das gehört eigentlich nicht unbedingt hierher, aber vielleicht doch – eine besonders schöne, herzliche, vertrauensvolle Szene zwischen Vater und Sohn in Klaus Manns autobiografischem Roman »Der Wendepunkt«. Es ist irgendwann, vielleicht Ende der Zwanzigerjahre, in München vor der Villa in der Poschingerstaße. Klaus Mann reist mal wieder ab, irgendwohin in die Welt, wie so oft davor und noch oft danach. Er schaut noch einmal zurück, sieht den Vater am Fenster seines Schlafzimmers im ersten Stock im dunklen Schlafrock, »eine schöne Robe aus blauem Brokat«. Man denkt unwillkürlich an einen Zaubermantel. Es ist wohl vier Uhr nachmittags, seine Ruhestunde, er ist dabei, die Jalousie herunterzulassen, als er den Sohn erblickt. Klaus Mann erinnert sich:

»Wie deutlich ich das Bild vor Augen habe! Der Vater dort oben, im Rahmen des offenen Fensters ... Und nun winkt er mir zu, mit einem müden und ernsten Lächeln. ›Viel Glück, mein Sohn!‹ sagt der Vater, mit halb scherzhafter Feierlichkeit. ›Und komm heim, wenn du elend bist!‹«

Auf dem Atlantik denkt Thomas Mann den Worten hinterher. »Nach Haus«. Was soll das heißen? Küsnacht bei Zürich, wo sein Wohnsitz gerade ist? München, die Familienvilla am Herzogpark, »wo ich meine Tage zu beschließen gedachte«? Oder weiter zurück? In die wahre Heimat?

»Nach Haus – das müßte wohl noch weiter rückwärts gehen, ins Kinderland und ins Lübecker Elternhaus, das an seinem Platze steht in der Gegenwart und doch tief versunken ins Vergangene.«

Doch jetzt ist er unterwegs in ein neues Zuhause. Zunächst nur besuchsweise. Sein amerikanischer Verleger Alfred A. Knopf hat ihn eingeladen. Aber in seinem Inneren denkt Thomas Mann traumweise voraus. Ob dort drüben eines Tages ein neues Leben möglich sein könnte? Ob es nötig sein wird? Niemand kann es wissen in diesem Mai 1934. Vielleicht ist auch alles nur ein Spuk, eine Zaubershow für ein gutes Jahr? Aber der neue Thomas Mann macht sich bereit für seinen Abschied vom Meer. Nun, vom Meer nicht ganz. Aber eben vom europäischen Meer, dem Meer der Versuchung, für das neue helle Meer auf der anderen Seite.

Es ist die – in der Zeit der Betrachtungen noch so heftig bekämpfte – »Zivilisation«, die das Meer befriedet. »Geborgensein in der menschlichen Zivilisation« nennt er es jetzt hier an Bord. Eine Ernüchterung. Ein Erwachen. Auch eine Enttäuschung: »Es ist mir nicht neu, daß mir das Meer, vom Schiffe aus erlebt, in seiner Kreisvollendung, bei weitem nicht den Eindruck macht wie vom Strande. Die Begeisterung, die sein heiliger Anprall an die Feste mir erregt, auf der ich stehe, bleibt aus. Es ist eine Entzauberung, die offenbar auf der Ernüchterung des Elementes zur Fahrbahn und Reisestraße beruht, wobei es seinen Charakter als Schaubild, Traum, Idee, geistiger Ewigkeitsdurchblick verliert und zur Umgebung wird.«

Und damit kommen wir an.

Die Geschichte vom Mann vom Meer ist mit dieser Ankunft beinahe auserzählt. Er ist nun auf der hellen Seite des Meers angekommen. »Moralisch gute Zeit«, wird Thomas Mann seine Zeit in den USA und seinen Kampf gegen Nazideutschland später nennen. Im Jahr 1938 entschließen er und Katia sich schließlich, endgültig in Amerika zu bleiben. Oder besser: Die Welt entschloss sich für sie. Während eines erneuten Aufenthaltes der Manns in den USA schloss sich Österreich dem Deutschen Reich an. In der Folge beschlossen die beiden zu bleiben und sich einen festen Wohnsitz, ein neues Zuhause, zu suchen, zunächst in Princeton, später in Kalifornien. »Vom kommenden Sieg der Demokratie« hatte Thomas Mann in diesem Jahr in zahlreichen Vorträgen gesprochen. Er, dessen frühe literarischen Ichs an Meeressehnsucht, Lebensmüdigkeit, Schopenhauerlektüre, Pessimismus und Erschöpfung nach langem Kampf gegen sich selbst gestorben waren, war nun ein kampfesoptimistischer, demokratischer Wanderredner geworden. Im Frühjahr des Jahres 1938, das er unter anderem in Los Angeles verbringt, schreibt er »Bruder Hitler«. Eine neue Kunst, ein neues Künstlertum sieht er kommen: »Deutlicher und glücklicher als bisher wird Künstlertum sich in Zukunft als einen hellen Zauber erkennen und manifestieren: als ein beflügelt-hermetisch-mondverwandtes Mittlertum zwischen Geist und Leben.« Der Anti-Cipolla von Kalifornien, der helle Zauberer. Im Geiste schon Amerikaner.

Aber einmal ging es vor Kriegsausbruch noch zurück. Sommer 1939. An die Nordsee, ins niederländische Nordwijk diesmal. Hier verbringt er noch einen europäischen Sommer im Strandkorb. Auch von hier gibt es ein schönes Strandfoto von ihm. Ganz verschwommen, zu hell belichtet, der linke Rand des Bildes ist ganz weiß, vielleicht ist es auch die Sonne. Er mit weißer Kappe, Krawatte, weißem Einstecktuch, zugeknöpfter Anzugjacke. Ein leerer Blick ins Weite, als sähe er den Fotografen gar nicht oder als wäre er ihm egal.

Im Tagebuch schreibt er am dritten Tag von »Todestraurigkeit u. Thränen«, am zweiten Tag hatte ihn hier die

Nachricht vom Tod Joseph Roths erreicht, der wiederum unmittelbar auf die Nachricht vom Selbstmord des revolutionären Dichters und Dramatikers Ernst Toller erfolgt war. Toller war einer der führenden dichtenden Revolutionäre von München gewesen, damals auf der Gegenseite also. Doch Mann hatte ihn schon früh, vor der Revolution, in seinem Haus empfangen und mit ihm über dessen Gedichte gesprochen. Später verschonten die Revolutionäre dann auf Tollers Geheiß das Mann'sche Haus. Thomas Mann bürgte nach der Niederlage der Revolutionäre vor Gericht für ihn. Lange her. Längst standen sie auf der gleichen Seite der Macht. Toller hatte nun den Kampf aufgegeben und sich in einem New Yorker Hotel erhängt.

Thomas Mann in seinem Strandkorb ringt weiter um Zuversicht. Und – hat noch einmal den idealen Platz der Welt für sich erobert:

»Mein Arbeitsplatz«, so schreibt er in einem Text über Tolstois ›Anna Karenina‹, den er in diesen Tagen verfasst, »der herrlichste, den ich kenne, liegt einsam. Aber wäre er auch belebter, das isolierende Getöse der Brandung, die schützenden Seitenwände des Strandkorbes, dieses von jung auf vertrauten und eigentümlich bergenden Sitzhäuschens, würden keine Störung aufkommen lassen. Geliebte, unvergleichlich befriedigende und angemessene Situation. Welche mein Leben gesetzmäßig immer wieder herbeiführt.«

Es ist ein Abschiednehmen in diesem Sommer von Europa und dem europäischen Meer. Er ist begeistert vom Hotel, vom Strand, von der Luft, die habe »den Effekt des

Engadin«. Es geht hier alles noch einmal eine ideale Verbindung ein: das Schreiben, das Schauen, das Hoffen. Er beendet seinen Text über »Anna Karenina« mit einem utopisch-literarischen Ausblick auf die Landschaft seines Lebens: »Die Kunst ist das schönste, strengste, heiterste und frömmste Symbol alles übervernünftig menschlichen Strebens nach dem Guten, nach Wahrheit und nach Vollendung; und der Atem des rollenden Meeres der Epik würde uns nicht die Brust so lebensvoll weiten, wenn er nicht die Strenge und erquickende Würze des Geistigen und Göttlichen mit sich führte.«

Dann kommt der Krieg und Katia und Thomas sind noch in Europa. »Er kommt nicht«, hatte er noch am 27. August in sein Tagebuch geschrieben. Vier Tage später musste er sich die Augen reiben wie Hans Castorp, der es versäumt hatte, die Zeitungen zu lesen. Der große Donnerschlag, Teil II. Mit Glück und dem Organisationstalent und dem Durchsetzungswillen ihrer Tochter Erika bekommen sie für den 12. September noch eine Passage auf der »SS Washington« über den Atlantik. Völlig überfüllt, 3000 Passagiere dicht gedrängt, kein Deckchair frei, keine horizontale Lebenslage. Keine Ruhe zum seligen Regieren. Immerhin Champagner, Kaviar, Zigarren und »die Illusion gewohnter Reiseverhältnisse«. Wofür ist man Dichter? »Phantasie haben heißt nicht, sich etwas auszudenken; es heißt, sich aus den Dingen etwas machen«, hatte er in der »Meerfahrt mit Don Quijote« geschrieben, als es auf dem Atlantik noch friedlich war. Jetzt heißt »Phantasie haben« eher, die Gedanken in eine ganz andere Richtung zu lenken. »Alle Schiffe, die irgendwas nach England bringen, werden versenkt«, schreibt er und scheint beruhigt, dass er selbst ja nicht nach England, sondern von England weggebracht wird. Zuversicht um jeden Preis: »Viel gelitten, aber, bei guten Mahlzeiten und unterstütztem Schlaf Phlegma und Vertrauen in das eigene Schicksal aufrecht erhalten – bei zunehmender Einsicht in die zeitliche und inhaltliche Unabsehbarkeit des beginnenden Prozesses, dessen Ende zu erleben ich nicht gewiß sein kann.«

Am 18. September kommen Thomas und Katia Mann in ihrer neuen Heimat an. Er wird hier so etwas wie das Leben eines Märchenkönigs führen, eine für ihn und seine Familie entworfene lichtdurchflutete Bauhausvilla unter Palmen bewohnen. Als wären seine einsamen Prinzenfantasien als Knabe in den Straßen von Lübeck auf der anderen Seite der Welt alle wahr geworden, wenn er stolz und staunend schreibt: »Und eines Tages fand ich mich abgelöst von Europa und wohnhaft hier – sogar ein Stück amerikanischen Grundes, ein Garten, in dessen Blattwerk die Brise des Pazifischen Ozeans spielt, war mein.«

Er wird durchs ganze Land reisen, Vorträge halten im Dienst der Demokratie, einmal im Monat sendet er über die BBC politische Radiobotschaften an die »deutschen Hörer«, er ist so erfolgreich und berühmt, wie man als ausländischer Schriftsteller nur sein kann. Präsident Franklin D. Roosevelt empfängt ihn im Weißen Haus. Thomas Mann sieht in ihm den idealen Staatsmann verkörpert, den er in der Figur des Pharao in seinen Josephsromanen verherrlicht. Und über den späten Joseph, in dem der Autor sich selber spiegelt, schreibt er in diesen Jahren: »Und wirklich war etwas Witziges in seinem Geschäftssystem von Ausnutzung und Fürsorge, so dass er denn auch in dieser Zeit trotz großer Arbeitsbürde immer sehr heiter war und daheim zu Asnath, seiner Gemahlin, der Sonnentochter, wiederholt die Äußerung tat: ›Mädchen, ich lebe gern‹.«

Thomas Mann lebte gern, in diesen Jahren. Sein Leben war hell. Er hatte das beste aus der alten Heimat mitgenommen, in sich selbst und in der Landschaft, die er hier fand und wiederfand: »Ich habe, was ich wollte«, schreibt er aus dem weißen Haus in Pacific Palisades an einen Freund, »das Licht, die trockene, immer sich erfrischende Wärme, die gegen Princeton wohltuende Weiträumigkeit, die Steineichen-, Eukalyptus-, Cedern- und Palmen-Vegetation, die Ozean-Promenade, die man mit dem Wagen in wenigen Minuten erreicht.« Und schon vor der Fertigstellung des Hauses hatte er gejubelt: »Ich werde, Heil Hitler, das schönste Arbeitszimmer meines Lebens haben.«

Er ist produktiv wie eh und je, er vollendet hier die Josephsromane, den Goetheroman »Lotte in Weimar« und schließlich auch den »Doktor Faustus«, Roman des verführten Landes, der verführten Kunst, der dunklen Seite der Macht, Roman des deutschen Untergangs.

Es war irgendwann jede Ehrung errungen, jeder Erfolg war ihm zuteilgeworden. Er hatte seinen Wohnsitz wieder in der Schweiz genommen, hatte beide Teile Deutschlands besucht, die sich jetzt feindlich gegenüberstanden, und er, der Überdeutsche, war gefeiert worden. Sein achtzigster Geburtstag war ein Triumph gewesen, seine Heimatstadt Lübeck, die er einst im Stillen und als Teil einer verrotteten Familie verlassen hatte, hatte ihn zum Ehrenbürger ernannt. Er hatte das zerstörte Elternhaus gesehen, war noch einmal in Travemünde gewesen, hatte das Leuchtenfeld, den Musiktempel, den Mövenstein wiedergesehen. Rundung des Lebens hat er es immer wieder staunend und stolz genannt.

Im Sommer nach seinem achtzigsten Geburtstag sind sie wieder nach Nordwijk gefahren, wo sie vor dem Krieg Abschied genommen hatten von Europa. Wie lange ist das her.

Das Meer ist das gleiche geblieben. Thomas Mann ist glücklich. Immer wieder bricht er mit Katia zu Strandspaziergängen auf. Wenn sie meint, es sei Zeit umzukehren, schließlich sei der Rückweg noch einmal genauso lang, lehnt er erst mal ab. Nein, lass uns weitergehen.

Morgens sitzt er wieder in seinem Strandkorb,

abgeschieden, selig, ganz für sich. Er liest voller Staunen und Begeisterung die Erzählung »Billy Budd« von Herman Melville, die Geschichte dieses wunderschönen, blauäugigen, herzensguten Findelkindes und Matrosen, der sterben muss, weil der bösartige Waffenmeister Claggart verliebt in ihn ist, wie alle Welt in ihn verliebt ist, in diesen zarten, arglosen Billy Budd, aber Claggart diese falsche Liebe sich nicht verzeiht. Er ist »ohne Macht, das elementar Böse in sich zu ersticken, obschon geschickt genug, es zu verbergen«.

Seinen letzten Text im Leben schreibt Thomas Mann über diese Geschichte vom Lieben und Sterben auf dem Meer. Es ist das Vorwort zu einem Band, der »die schönsten Erzählungen der Welt« vereint, aber Thomas Mann schreibt nur über diese eine. »Dies ist ein Buch – nie sah ich seinesgleichen. Ich schreibe ihm ein Vorwort aus lauter Staunen über die Weite seines Horizontes, aus hellem Vergnügen an seinem Universalismus.«

Vor allem das Sterben, der Moment der Hinrichtung des unschuldigen Billy Budd an Bord des Schiffes vor den Augen der ganzen Mannschaft, liest Mann hier in Nordwijk im Korb voller Glück. Und etwas Neid: »›Im gleichen Augenblick durchbrach die Sonne das tief im Osten ausgebreitete Wolkenvlies und ließ es aufleuchten in sanfter Glorie, als erscheine in mystischer Vision das Lamm Gottes am Himmel. Zur gleichen Zeit, verfolgt von den Blicken der dicht aneinander gedrängten erhobenen Gesichter, stieg Billy hinan; und steigend empfing er das volle Licht der Morgenröte.‹« »Oh«, fügt Thomas Mann hinzu, »hätte ich das geschrieben, oder könnte ich mich der einem Naturereignis angeglichenen Beschreibung rühmen des undeutlich aufkommenden und von der Disziplin rasch unterdrückten Murmelns und Murrens der auf dem offenen Deck versammelten Mannschaft, die alle ihren Billy lieben!«

Endlose Zeit am Meer. Lesen, schauen, lieben. »Fühlte mich hier so wohl, wie ich es noch vermag.« An einem Abend kommt eine Tanztruppe vorbei, tritt im Casino der Stadt auf, den Pianisten kennt er lange schon, Nico Kaufmann, ein Schweizer. Vor zwanzig Jahren war er bei ihnen schon einmal zu Besuch, ein Freund der Kinder, mit dem sie damals ein Fest planten mit ihm am Klavier. 1937 hatte Elisabeth erklärt, »er würde sie gleich heiraten«. Sie ihn aber nicht. Ihr Vater notierte: »hübsche, schmale Augen«.

In diesem letzten Sommer ist er also mit einer Kompanie gekommen. Ein Tänzer ist dabei, Charles Leslie, »ein reizvoller junger Tänzer«, schreibt Thomas Mann. Vierzig Jahre später erinnert der Tänzer sich. Er hatte getanzt, nach der Vorstellung traf man sich zu einem Empfang, das Ehepaar Mann wartete schon. Dann verließ er für einen Moment den Raum, und als er wiederkam, saß Thomas Mann in einem Sessel allein in einem Vorraum und wartete auf ihn. Er schaute den Tänzer an, fragte, woher er komme. Leslie sagte, »aus einer Stadt namens Deadwood«, Totenwald.

Thomas Mann habe daraufhin gelächelt. Das erste Mal, das er ihn lächeln sah. Ihm war etwas beklommen zumute. Dann lobte der Dichter den Auftritt und breitete plötzlich die Arme aus. Er schien irgendwie sicher zu sein, dass der Tänzer die Geste richtig verstehen würde. Charles Leslie tritt näher und Thomas Mann schließt ihn fest in die Arme, viel fester, als der Tänzer es von einem achtzigjährigen Herrn im Sessel erwartet hätte. Eine kurze, intensive Umarmung, seine Wange für einen Moment an des Dichters Brust gepresst. »Die Umarmung: schockierend, merkwürdig keusch, süß – aber intensiv. Ich staunte über die Kraft des alten Mannes«, schreibt Charles Leslie später.

Dann sah Thomas Mann ihn lächelnd an und sagte: »Ich denke, wir gehen lieber wieder zurück, nicht wahr?« Leslie nickte und ging wieder zu dem Empfang. »Das Ganze dauerte nicht mehr als drei Minuten. Ich habe ihn nie wiedergesehen.«

Drei Tage später spürt Thomas Mann Schmerzen im linken Bein, Rheuma, denkt er, ärgerlich. In Wahrheit ist es der Tod, der jetzt kommt. Am Strand war es kalt geworden. Thomas Mann war vor der Kälte in sein Zimmer geflohen. Die Schmerzen hören nicht auf. Thrombose, diagnostiziert der Arzt. Katia ist bestürzt und fleht ihn an, dem Patienten die bedrohliche Diagnose zu verheimlichen. Sie einigen sich auf »Venenentzündung«, schlimm genug, um den Patienten ruhig zu halten, aber doch nicht beängstigend.

Er selbst hatte in einem Essay über Theodor Storm die Weisheit der Ärzte gepriesen, die dem norddeutschen Meeresdichter eine Krebsdiagnose verheimlichten, so konnte er noch den »Schimmelreiter« in Ruhe und scheinbarer Sicherheit fertig schreiben. Hätte er von seinem nahen Tod gewusst, so Mann, wäre dies Meisterwerk ungeschrieben geblieben.

Gut, also eine Venenentzündung. Ärgerlich, dass er dadurch von seinem Meer getrennt das Zimmer hüten muss. Hinzu kommt, dass ihm absolute Bettruhe verordnet wird und er vom Bett aus, so wie es jetzt steht, das Meer nicht sehen kann. Er fordert die Umstellung des Bettes. Der Blick aufs Meer kann nicht schaden. Doch selbst die kleinste Erschütterung muss unterbleiben. So bleibt das Bett, wo es ist. Er sieht das Meer nicht mehr.

Seine Tochter Erika ist da, sie war kurz zuvor in seinem Auftrag nach London geflogen, um prominente Unterzeichner für ein Manifest gegen den drohenden Atomkrieg zu gewinnen, das Thomas Mann schreiben wollte, »mit dem Ziel«, so schreibt Erika Mann, »den Einzelnen, die Millionen von Einzelnen, die der Ruf erreichte, nicht nur zu warnen vor der finalen Gefahr (gewarnt waren sie längst), sondern sie zur Stellungnahme, zur Tat zu bestimmen, auf Grund der Verantwortung, die wir alle tragen und zu deren Unabdingbarkeit das Manifest sich bekennen sollte«. Auch im Sommer seines Todes war er der politische Verantwortungskünstler geblieben und folgte dem Auftrag seiner zweiten Lebenshälfte: Künstlertum als hellerer Zauber.

Der Maler Paul Citroen kommt an sein Krankenbett. Er hatte sich angekündigt. Thomas Mann stört es nicht, dass er ihn im Bett empfängt, Citroen auch nicht. Er hatte ihn auch damals schon, im Sommer 1939, gezeichnet. Thomas Mann erzählt dem Maler von Billy Budd und von der Krankheit, die ihn doch zu besorgen scheint. »Das habe ich noch nie gehabt«, sagt er. Citroen zeichnet und schaut: »Wie ungeheuer ernst blickte der Dichter vor sich hin – wohin? Trostlos ernst.« Das Bild ist wie eine Totenmaske, dem Leben abgenommen.

Er wird in einem Krankenbett nach Zürich ins Spital geflogen. Die Lage bessert sich ein wenig. Aber der Patient scheint irgendwie das Interesse an der Welt da draußen verloren zu haben. »Er fragt gar nichts«, wundert sich Elisabeth. Nur sein Blick sei groß und blau und fragend. Der behandelnde Professor, »etwas Primadonna, aber angenehm«, notiert der Patient noch, sucht das Gespräch ausgerechnet über Hanno und dessen tödliche Erkrankung. Der Typhus, »ein Gewand des Todes«, stellt der Mediziner fest und lobt die »sehr gute medizinische Einsicht«.

Es ist der letzte Tag, an dem Thomas Mann noch in sein Tagebuch schreibt. Der letzte Tag, an dem er über Hanno schreibt, sein frühes, kleines, zartes Ich, der an der Musik starb und Lebensschwäche und das Meer so liebte wie sein Erfinder. Jetzt, wo es für Thomas Mann selbst ans Sterben geht, fehlt dem anwesenden Arzt die medizinische Einsicht in die Todeskrankheit seines berühmten Patienten. Das ganze Ausmaß der Erkrankung blieb ihm verborgen und musste wohl verborgen bleiben. Die Arterienwand war aufgrund schwerer Verkalkung durchgescheuert. Am Anfang ließ sie wenig, später immer mehr

Blut in den Körper entweichen. Der Tod kam langsam und stetig und unaufhaltsam näher.

»Rauche kaum«, schreibt er. Und: »Lasse mir's im Unklaren, wie lange dies Dasein währen wird. Langsam wird es sich lichten.«

Erika gegenüber klagte er, er trauere um die schönen zehn Tage, die er in Noordwijk noch vor sich gehabt hätte. Er habe sich dort so *wohl* gefühlt, so wohl wie … Da unterbrach er sich und fügte schließlich etwas konventionell hinzu, »wie ich mich überhaupt fühlen kann«. Erika weiß aber, dass er in Wahrheit etwas anderes sagen wollte. »Nur als Kind, meinte in Wahrheit mein Vater, habe er je das Meer mit solcher Hingabe genossen wie diesmal wieder; und wie damals der Junge, sehne er sich nun zurück …«

Als er ein Kind und glücklich war.

Am 12. August starb Thomas Mann. Katia war bei ihm. Sie sagt, er habe sein »Musikgesicht« getragen.

WEITERLEBEN

Nachwort

Ich schaue durch ein Bullauge ins Meer. Mit gewaltigem Krach schlagen die Wellen gegen das Glas. Die Welt schwankt. Immer wieder kurz sieht man den Himmel. Windstärke neun. Eine winzige Kammer an Bord der »Elisabeth Mann Borgese«. So heißt das Schiff, mit dem ich über die Ostsee fahre. Sein Meer. Etwas östlich der Tonio-Kröger-Route, die er damals nahm, nachdem er in Lübeck fast verhaftet worden wäre. Und an Bord die wilden Tiere unter Deck. Ihr Brüllen in seinen Ohren. Ihre Angst. »Damals lebte sein Herz.«

Die »Elisabeth Mann Borgese« ist ein Forschungsschiff, das auf der Ostsee zu Hause ist und auf den Weltmeeren unterwegs. Es ist nach dem kleinen Mädchen am Strand benannt, die damals an der Hand ihres Vaters etwas ängstlich war, sie könnte vielleicht das Element seines Lebens nicht gar so erstaunlich finden wie er selbst. Sie fand es erstaunlich. »Es war eine Zauberwelt«, schrieb sie später. Sie hat den Meeren die zweite Hälfte ihres Lebens gewidmet.

Vater und Tochter haben viele Jahre nach dem ersten Strandbesuch noch einen zweiten Meeresmoment miteinander geteilt. Es war in Chicago, im Oktober 1951. Ihr

Vater, längst ein alter, weltberühmter Mann; sie selbst hatte, zusammen mit ihrem Ehemann Antonio Borgese, eine Weltverfassung entworfen, die in mehreren Millionen Exemplaren in vielen Sprachen gedruckt worden war. Thomas Mann hatte ein Vorwort dazu geschrieben.

Vater und Tochter gehen in diesem Herbst zusammen ins Naturkundemuseum und Thomas Mann ist tief bewegt. »Etwas wie biologischer Rausch«, schreibt er später in sein Tagebuch. Sie sehen gemeinsam – den Anfang allen Lebens am Meeresgrund: »Das Ur-Leben. Schwämme, die 50 Millionen Jahre überlebt haben. Querschnitte von ebenfalls sehr frühen Muscheln in feinster Ausarbeitung des Gehäuses. Frühestes organisches (Pflanzen-)Leben in der Meerestiefe. Dort fing alles an«, notiert Thomas Mann. Und fügt hinzu: »Gefühl, daß dies alles meinem Schreiben und Lieben und Leiden, meiner Humanität zum Grunde liegt.« Er hat diesen Rausch am nachgebildeten Meeresgrund später seinem letzten Romanhelden, dem Lebenskünstler, Traumtänzer und Icherfinder Felix Krull mitgegeben. Den lässt er in Lissabon ebenfalls durch ein Naturkundemuseum schreiten und glücklich sein: »Ich verehre die Natur in allen ihren Einfällen«, sagt Krull und fügt hinzu: »Schließlich gibt es so etwas wie Allsympathie.« Die Liebe zum Leben. Er fragt sich selbst: »Was denkt die Natur sich?«, um sogleich zu antworten: »Sie denkt sich gar nichts, und auch der Mensch kann sich nichts bei ihr denken, sondern sich nur verwundern über ihren tätigen Gleichmut, und dabei nach rechts und links sein Herz verschenken, wenn er als Ehrengast unter der Vielfalt ihrer Gestalten wandelt.«

Elisabeth konnte sich viele Jahre später noch gut an diesen Meeresbesuch mit ihrem Vater erinnern. Als er in Gedanken an den Urgrund des Lebens gereist war, zusammen mit ihr. Ehrengast des Lebens. Allsympathie – was für ein wundervolles Wort.

Was für einen weiten Weg ist Thomas Mann gegangen. Von der Sympathie mit dem Tode, dem »Laß fahren dahin!«, dem sich die Todesgruppe der späten Buddenbrooks am Strand von Travemünde hingegeben hat, von seiner eigenen Verzweiflung, den »vollkommen ernstgemeinten Selbstabschaffungsplänen«, dem Absturz der Familie, der falschen Liebe, dem jämmerlichen Tod des kleinen Herrn Friedemann, diesem ganzen Leben gegen sich selbst. Hin zu einem Einverstandensein. Weltvertrauen, Gottvertrauen. Liebe zu den Dingen und den Menschen und dem Leben und zur Natur.

Es gibt eine besonders schöne, vertrauensvolle Meeresstelle in Thomas Manns spätem Werk »Der Erwählte«, jener Geschichte von Papst Gregor, der, von Bruder und Schwester »sündhaft gezeugt«, zur Buße siebzehn Jahr auf einem Stein ausharrte, um am Ende gerettet, zum Papst ernannt zu werden. Dieser Gregorius wurde früh, zur Strafe seiner sündhaften Geburt, in einem Fässchen im Meer ausgesetzt. »Dann schoben Herr und Knecht das Schiff mit seinem zarten Schiffer in das Wasser, und der liebe Krist gab einen Wunschwind und rechte Strömung, – sachte schaukelnd trieb ab der Kahn, glitt hin das Kind und war in Gottes Hand.«

Ein Wunschwind und die rechte Strömung – ein ganzes

gutes Leben lang. Glücklich ein Mensch, der von solchem Vertrauen erzählen, solches Vertrauen weitergeben kann. Es ist dann vielleicht ganz leicht zu sterben und man kann sein Musikgesicht tragen am Ende des Lebens. Thomas Mann hat an die Ewigkeit geglaubt, an ein Weiterleben nach dem Irdischen hier. Viele seiner Bücher enden mit diesem Glauben, der fast eine Sicherheit zu sein scheint.

»Es ist so!«, hält das alte Kindermädchen Sesemi Weichbrodt am Ende der »Buddenbrooks« den Zweiflern entgegen, die nicht ganz sicher sind, ob es dereinst wirklich ein Wiedersehen mit all den Toten geben wird. Thomas Manns Goethe am Ende von »Lotte in Weimar« freut sich geradezu: »... und welch freudiger Augenblick wird es sein, wenn wir dereinst wieder zusammen erwachen.« Und der Erzähler Clemens im »Erwählten« bittet die Leser herzlich für ihn zu beten, damit wir alle uns »im Paradiese wiedersehen«.

Und gegen Ende seines Lebens hat Thomas Mann auch jenseits jeder dichterischen Verkleidung über das Weiterleben gesprochen, nach dem Tod. Es war an Katias 70. Geburtstag, als er sagte: »Der dunkle Engel, der die Hände löst und jedem ins Alleinsein mit seinem Nichtsein weist, – hat er wirklich in jedem Falle Gebot und Macht, so zu tun? Ich glaube es nicht. Gerade diese Tage ihres Altersfestes, und was ihr an Dank, Bewunderung, Ehrerbietung dabei zuströmt, läßt mich gläubig zweifeln an des Engels Vermögen. Was so gewesen ist, dem bleibt das Sein. Wir werden zusammen bleiben, Hand in Hand, auch im Schattenreich.«

Gläubiger Zweifel an des Engels Vermögen – vielleicht kann man auf diese Weise ganz einfach beides in sich vereinen: die Sehnsucht nach dem Tod und die Liebe zum Leben.

Elisabeth hatte das Glück, vieles von dem in sich aufnehmen zu können und auf dieser stabilen Grundlage ihr Leben zu leben. Sie muss ein sonniger Mensch gewesen sein. Selbstverständlich war das nicht – nur weil man quasi von Geburt an als Glücksbotin des Vaters in die Weltliteratur eingegangen ist, heißt das noch nicht, dass man diese Mission auch vollendet. Es kann auch eine Last sein, von Anfang an ins Licht gestellt zu werden. Und das ganze Leben danach mit der Frage konfrontiert zu sein: »Ach – Sie sind das Kindchen?« Davor konnte sie auch der eigene Ruhm nie ganz bewahren. Spöttisch sagte sie am Ende ihres Lebens, als sie mal wieder als »Tochter« in der Welt unterwegs war: »Die Reliquie wird wieder herumgereicht.«

So richtig berühmt und einer breiten deutschen Öffentlichkeit bekannt wurde sie erst gegen Ende ihres Lebens, als sie in der Fernsehdokumentation von Heinrich Breloer über die Familie Mann als letzte Zeugin, letztes noch lebendes Kind von Katia und Thomas Mann auftrat. Sie sprach von dem Zutrauen, das sie fürs Leben gewonnen habe durch die Liebe ihrer Eltern, ihres Vaters vor allem. Von einem angeblichen Vaterfluch, der auf der Familie und ihren Geschwistern gelastet habe, wollte sie nichts wissen. Sie war die Letzte und wollte eine helle, eine gute Geschichte von ihrer Familie erzählen, von ihrem Vater.

Es gibt ein Gedicht von Walt Whitman, jenem Dichter, der Thomas Mann einst mit seinen romantisch-demokratischen Hymnen half, sich für die Republik zu entscheiden. Das heißt

»Nachts am Strande« und beginnt so:

Am nächtlichen Strand
Ein kleines Mädchen steht mit seinem Vater,
Betrachtet den Osten, den herbstlichen Himmel.

Und durch das Dunkel,
Während gierige Wolken, Trauerwolken
in schwarzen Massen sich breiten,
Sich senken düster und schnell querüber
und nieder den Himmel,
Inmitten eines hell durchschimmernden Streifens aus Äther,
der hinter ihnen steht im Osten,
Erhebt sich, weit und voller Ruhe, der größte Stern,
der Jupiter,
Und dicht dabei, ein wenig nur gleich über ihm,
Schwimmt das siebenbrüdrige Gestirn,
das die Plejade genannt.

Vom Strande aus betrachtet das Mädchen,
das fest des Vaters Hand umfaßt,
Die Trauerwolken, die sich siegreich senken,
bald alles zu verschlingen,
Und weint still vor sich hin.

Doch das Gute siegt. Voller Ruhe steigt Jupiter empor – Symbol für Optimismus, Antriebsstärke, Gerechtigkeit und Glück. Und ganz am Ende »die strahlenden Brüder, die Plejade genannt« – jenes uralte, leuchtende Symbol für den Frühling, die Wiedererweckung der Natur.

Elisabeth hat ein rasantes, erfülltes, selbstbestimmtes Leben gelebt. Sie wollte unbedingt Antonio Borgese heiraten, weil sie dessen antifaschistischen Roman »Goliath« so liebte – da hatte sie ihn noch gar nicht persönlich kennen gelernt. Aber der Mann, der dieses Buch geschrieben hatte, musste einfach der Richtige für sie sein. Der Text war das Entscheidende, die Literatur war das Entscheidende. Ein Leben, das sich nach guter Literatur ausrichtet, konnte kein ganz falsches sein. Sie hat zwei Töchter bekommen, arbeitete nach Ende des Krieges an jener Weltverfassung mit, die den Frieden auf dem Planeten durch sozialen Ausgleich und internationale Kooperation für immer sichern sollte. Sie schrieb das Buch »Aufstieg der Frau, Abstieg des Mannes?«, in dem sie ihre Utopie der sich auflösenden Geschlechter, Schwangerschaften außerhalb der Körper der Frauen, Aufzucht der Kinder in idealen Großgemeinschaften und Astronautenspielplätze für Heranwachsende beschwört. »Zwischen Mädchen und Jungen wird keinerlei Unterschied bestehen«, schreibt sie. Und »alle Kinder sind künftige Weltraumfahrer«. Und: »Ich glaube an die Rebellion.«

Elisabeth hatte viel Fantasie, gute Ideen und eine große Lust, die Welt zu verändern. Sie fuhr auf dem Landweg im Land Rover nach Indien, um den indischen Ministerpräsidenten Nehru zu interviewen, unterwegs versuchte sie sich mittels bunter Holzklötze mit frei lebenden Elefanten im Dschungel zu unterhalten. Mit überschaubarem Erfolg.

Sie lebte mit zahlreichen Settern zusammen, die sie sehr liebte, und die klügsten von ihnen schrieben Gedichte auf einer von der Firma Olivetti extra für sie gebauten Schreibmaschine und spielten Klavier. Am liebsten Mozart.

Elisabeth war durchdrungen von dem Glauben an die beseelte Natur. Der Mensch ist nur ein kleiner, nicht übermäßig bedeutender Teil im großen Ganzen. »Ich glaube an Telepathie«, hat sie einmal gesagt, »und könnte mir vorstellen, dass an Voodoo etwas dran ist. Und ich glaube an die Kraft und die Ausstrahlung von Menschen.« Den biologischen Rausch, den ihr Vater in Chicago mit ihr an der Seite erlebte – es ist, als habe sie diesen ein ganzes Leben lang gelebt und wissenschaftlich unterlegt.

Sie zitierte gern diese Sätze von Mahatma Gandhi:

Das Leben wird keine Pyramide sein
Deren Spitze vom unteren Teil getragen wird.
Es wird ein Kreis der Meere sein;
Sein Mittelpunkt ist der einzelne,
der immer bereit ist, für sein Dorf zu sterben,
und letzteres ist bereit, für den Kreis der Dörfer zu sterben,
bis das Ganze zuletzt ein Leben wird,
welches aus einzelnen besteht,
die niemals aggressiv oder arrogant werden,

sondern immer demütig,
weil sie den majestätischen Kreis der Meere teilen,
dessen untrennbarer Teil sie sind.

Es gab dann diesen Moment in ihrem Leben. Eine vierstündige Rede, der sie zuhörte. Es war der Moment, in dem Utopie die Wirklichkeit berührte. Elisabeth hatte in den Sechzigerjahren mit halber Überzeugungskraft als Senior Fellow am Center for Democratic Studies in Santa Barbara an der Weltverfassung weitergearbeitet. Es war mit den Jahren immer mehr ein Traumtänzerprojekt geworden. Die Welt wollte keine gemeinsame Verfassung, keinen sozialen Umsturz, keinen wirtschaftlichen Ausgleich zwischen Arm und Reich, geplant, gedacht, geschrieben in Santa Barbara. Das Projekt war großartig, aber sinnlos.

Es war der 1. November 1967, Arvid Prado, UN-Botschafter des gerade erst unabhängig gewordenen Inselstaates Malta, hielt eine lange Rede vor der Vollversammlung der Vereinten Nationen. Mit mitreißender Energie sprach er vom Meer, davon, dass das alte Seerecht, das die wirtschaftliche und militärische Nutzung der Meere außerhalb der schmalen nationalen Einflusszonen an den Küsten einfach den Stärksten und Rücksichtslosesten überließ, überholt sei. Das Meer sei uns allen zum Schutz, zur Bewahrung und vernünftigen Nutzung in die Hände gelegt. Das Ziel müsse sein, die Weltmeere zum »gemeinsamen Erbe der Menschheit« zu erklären.

Für Elisabeth war das der Moment, in dem etwas, das

tief in ihr schlummerte, erwachte. Von nun an war das Meer ihr Leben.

Nachdem sie die Rede gehört hatte, lief sie sofort zum Leiter ihres Instituts, Robert Hutchins. Erklärte ihm, dass die unrealistische Weltverfassung nun in eine realistische Meeresordnung überführt werden müsse. Alle ihre gemeinsamen großen Ziele: soziale Gerechtigkeit, wirtschaftliche Nutzung, ökologischer Schutz, den Gedanken des »gemeinsamen Menschheitserbes« auf die Meere zu übertragen – das sei die Idee. Und deren Realisierung war möglich.

Hutchins blieb nichts anderes übrig, als angesichts dieses stürmischen Enthusiasmus einverstanden zu sein. Das Institut finanzierte die weiteren notwendigen Schritte. Ein Jahr später hatte Elisabeth einen ersten Vorentwurf für eine neue Seerechtsverfassung geschrieben.

Es ging jetzt alles sagenhaft schnell voran. Ihre Expertise als Wissenschaftlerin und Visionärin, ihre Kontakte zu den Mächtigen der Welt, zu denen ihr auch der Ruhm ihres Vaters verholfen hatte, ihre Energie und Tatkraft – das alles hielt die Vision lebendig und trieb sie voran. Sie war 1970 das einzige weibliche Gründungsmitglied des »Club of Rome«; als der Präsident auf einer der ersten Versammlungen die Anwesenden mit der freundlichen Anrede »Gentlemen …« begrüßt hatte, stand Elisabeth kurz auf, um auf sich hinzuweisen. Fortan begannen die Reden des Clubs mit der alle umfassenden Formel »Elisabeth and gentlemen …«.

Elisabeth arbeitete eng mit Arvid Prado zusammen. Sie

hat später über ihn gesagt: »Er war ein Genie, realistisch und visionär zugleich, religiös und zynisch.« Eine ideale Mischung, um mit ihr gemeinsam die Meere zu bewahren und zum gemeinsamen Erbe der Menschheit zu erklären.

Sie organisierten die Weltkonferenz »Pacem in maribus«, gründeten das International Ocean Institute in Malta, waren maßgeblich an der dritten Seerechtskonferenz der Vereinten Nationen beteiligt. Und schließlich wurde 1982 tatsächlich das Seerechtsübereinkommen der Vereinten Nationen verabschiedet, das den Tiefseeboden und seine Ressourcen zum »gemeinsamen Erbe der Menschheit« erklärte.

Elisabeth Mann Borgese war eine pragmatische Utopistin. »Man kann halt versuchen, seins dazu beizutragen, dort, wo man sich am stärksten oder am wenigsten schwach fühlt«, hat sie am Ende kühl ihre Lebensidee beschrieben.

Bekämpfung der Armut, Bewahrung der Welt. Das ist schon alles. Und mit den Meeren fängt es an. »Blaue Revolution« hat sie genannt, was nötig ist. Und »ozeanische Politik«. Nur nicht entmutigen lassen durch die Größe der Aufgabe. »Das Material ist ungeheuer groß, aber wie immer man heutzutage die Weltproblematik anfasst: Das Material ist immer ungeheuer groß. Was so reizvoll am Meer ist: Es hat eine poetische Seite, sogar eine philosophische, und man kann die Aufgabe nicht allein lösen.«

Wieder auf dem Schiff, das ihren Namen trägt. Irgendwann hat sich auch der Sturm gelegt, die »Elisabeth

Mann Borgese« gleitet sanft über die spiegelglatte Ostsee. Viel angemessener und sinnvoller kann doch ein Erbe gar nicht sein, denke ich hier an Bord. Man ist den ganzen Tag umgeben von dieser Schönheit und Weite und dem Wind. Die mitgefahrenen Wissenschaftler sammeln Sedimente, kleine Krebse, Kleinstlebewesen, Plankton, Daten. Ein junger Mann mit blondem Bart hat sich die Songzeilen »A thirst for freedom / Hungry for change« auf den Unterarm tätowieren lassen, aus dem Lied »My Heart and the ocean« von der Metalband »Heaven shall burn«. »Das erinnert mich immer daran, warum ich hier bin«, erklärt er lächelnd die blaue Zeile auf dem Arm. Es ist ein großartiges Miteinander von Wissenschaftlern und Mannschaft hier an Bord. Schlauchboote werden zu Wasser gelassen, Taue geordnet, Kräne in Position gebracht, Messstationen eingeholt und gewartet, abends lassen die Arbeiter Bierdosen knallen und schauen in die untergehende Sonne.

Regelmäßig fährt eine Kamera tief auf den Meeresgrund. Sie gehört zu einer Art Tauchroboter, den sie das Arbeitspferd des Schiffes nennen. Er wird immer wieder auf den Meeresgrund versenkt, um Salzgehalt, Temperatur und Druck zu messen. Der Dompteur und Kranführer dieses Tiefseeroboters heißt Robert Mars, dunkle Locken, lange Beine; er sitzt vor vier Bildschirmen und lacht, dass natürlich wer die meisten hat, auch der wichtigste Mann an Bord ist. Herr Mars scheint der angemessene Name für den Kommandanten dieser Weltraummission unter Wasser. Er koordiniert die wissenschaftlichen und technischen Arbeiten an Bord.

Hinter ihm hängt ein besonders großer, flacher Bildschirm; auf dem wird es, kaum sinkt das Tiefseepferd wieder, leuchtend grün. Weiße Teilchen schweben umher, wirbelnder Schneefall im großen Grün. Meeresschneeflocken, weiß und leicht wie ihre Verwandten auf dem Berg, die Thomas Mann so staunend und bewundernd beschrieben hatte, diese »Kleinodien, Ordenssterne, Brillantagraffen, wie der getreueste Juwelier sie nicht reicher und minuziöser hätte herstellen können«. Jede Flocke ein einmaliges Kunstwerk der Natur. »Und unter den Myriaden von Zaubersternchen in ihrer untersichtigen, dem Menschenauge nicht zugedachten, heimlichen Kleinpracht war nicht eines dem anderen gleich; eine endlose Erfindungslust in der Abwandlung und allerfeinsten Ausgestaltung eines und immer desselben Grundschemas.«

Ja, sagt die einzige Frau unter den Wissenschaftlern und der Mannschaft hier an Bord der Elisabeth. Sie heißt Sophie Kache, hat weißblonde Haare, die unter ihrer roten Wollmütze hervorschauen, sie ist Doktorandin und erforscht diese Schwebeteilchen: »Marine snow« werde dieser weiße Wirbel genannt, Meeresschnee. Und, na ja, weniger poetisch könne man auch einfach »Phytoplankton« sagen, Teile von Algen, die ihren Lebenszyklus hinter sich haben und nun im Lebenskreislauf einer neuen Aufgabe entgegenschweben: »Es ist ein Highlight für Mikroorganismen, sich darauf zu sammeln.« Man könne es auch einfach eine Unterwasserparty nennen oder den aufgeregten Tanz der Hotelgäste am Buffet. Leben und Tod feiern ein Fest und sinken langsam gemeinsam auf den Meeresgrund.

Sophie Kache sitzt später in der kalten Frühlingsonne auf einem weißen Plastikstuhl an Deck und liest in der Biografie der Namensgeberin des Schiffes. Ansonsten spielt Elisabeth im Alltag an Bord keine Rolle. Als ich am Anfang dieser Fahrt der Mannschaft erklärte, ich suche hier so etwas wie den Geist der Namensgeberin und – um noch wunderlicher zu erscheinen – ein wenig auch den Geist ihres Vaters, erntete ich freundlich-staunende Blicke, die zu sagen schienen: »ein Spinner!« Aber auch: »Na dann: viel Glück!«

Es gibt immerhin ein wunderschönes Porträt von Elisabeth Mann Borgese an Bord. Sie steht auf der Kommandobrücke eines Schiffes in hellblauer Jacke und lacht ihr großes Lachen. Das Bild lehnt mit der Rückseite zum Publikum an einem Schrank in der Messe, wo sich die Mannschaft dreimal am Tag zum Essen trifft. Aber muss man den Menschen täglich ansehen, dessen Erbe man lebt? Hier wird gegessen, geschwiegen, geredet, geforscht und in täglicher Arbeit das Meer bewahrt.

»Die Meeresrevolution lässt sich nicht aufhalten«, hat Elisabeth Mann Borgese vor vielen Jahren geschrieben. Aber es wird keine explosive Revolution sein. Eine langsame, stetige, nachhaltige: »All dies braucht Zeit: daran besteht kein Zweifel. Zeit – und mehr Fehler, mehr Verschwendung, mehr Verschmutzung und mehr Menschenleid. Die Dinge können sich erst noch verschlechtern, ehe sie besser werden. Oder – noch wahrscheinlicher – es wird weiterhin geschehen, was eh und je geschah: sie werden gleichzeitig schlechter und besser werden. Und doch:

die gewaltige Anforderung, die die Meere an uns stellen, gibt uns die Gelegenheit, es besser zu machen. Die Interessen, die sich auf die Meere beziehen, sind noch nicht so eingewurzelt und festgefahren wie die Interessen auf dem Lande. Und Liebe zur Natur, Ehrfurcht vor dem Mächtigen, Elementaren und Schönen können ins Werk gesetzt werden als verstärkende Verbündete der Vernunft und des Rationalen.«

Elisabeth hat in den letzten Jahren ihres Lebens in einem schönen Haus aus Holz mit spitzem Dach direkt am Meer gelebt, in der Nähe von Halifax in Kanada. Dort war sie Professorin für Politikwissenschaft, ohne selbst je ordentlich studiert zu haben. Ihre Studenten nannten sie »lady of the oceans«. Kurz nach der Ausstrahlung der »Manns« im Fernsehen, 2002, ist sie in den Schweizer Bergen, wo sie zum Skifahren war, an einer Lungenentzündung gestorben.

Spät im Leben, hat sie einmal gesagt, habe sie die Bücher ihres Vaters noch einmal gelesen. »Ich halte seine Analyse des Verhältnisses der Menschen zur Natur und besonders zum Meer für die tiefgründigste, die mir je begegnet ist. Er erkannte die Ehrfurcht des Menschen vor der Unendlichkeit und Wildheit der Meere.«

Hinweis des Verlags:
In einigen Zitaten wurde die Wortstellung zugunsten des Satzflusses leicht verändert.
Das Gesamtwerk von Thomas Mann liegt bei S. Fischer vor. Wir danken für die freundliche Genehmigung zum Abdruck der Zitate.

Bibliographie. Eine Auswahl

Borries-Knopp, Mechthild (Hrsg.): »Building Paradise. Exile Architecture in California«. Villa Aurora. Berlin. 2004

De Mendelssohn, Peter: »Der Zauberer. Das Leben des deutschen Schriftstellers Thomas Mann«. S. Fischer. Frankfurt. 1975

De Mendelssohn, Peter und Jens, Inge (Hrsg.): »Thomas Mann. Tagebücher«. S. Fischer. Frankfurt. 1979–1995

Detering, Heinrich: »Das Meer meiner Kindheit. Thomas Manns Lübecker Dämonen«. Boyens. Heide. 2016

Detering, Heinrich, Heftrich, Eckhard, Kurzke, Hermann, Reed, Terence J., Sprecher, Thomas, Vaget, Hans R. und Wimmer, Ruprecht in Zusammenarbeit mit dem Thomas-Mann-Archiv Zürich (Hrsg.): Thomas Mann. Große kommentierte Frankfurter Ausgabe. S. Fischer. Frankfurt.

Gelpke, Nikolaus: »Die Manns und das Meer. Die berühmteste deutsche Familie und ihr Leben mit dem Ozean«. No. 101 der Zeitschrift mare. Mare Verlag. Hamburg. 2013

Hage, Volker: »Eine Liebe fürs Leben. Thomas Mann und Travemünde«. Christians. Hamburg. 1993

Harpprecht, Klaus: »Thomas Mann. Eine Biographie«. Rowohlt. Reinbek. 1995

Holzer, Kerstin: »Elisabeth Mann Borgese. Ein Lebensportrait«. Kindler. Berlin. 2001

Krüll, Marianne: »Im Netz der Zauberer. Eine andere Geschichte der Familie Mann«. Arche. Zürich. 1991

Kurzke, Hermann: »Thomas Mann. Das Leben als Kunstwerk«. C. H. Beck. München. 1999

Kuschel, Karl-Josef, Mann, Frido und Soethe, Paulo Asthor: »Mutterlang. Die Familie Mann und Brasilien«, Artemis & Winkler. Düsseldorf. 2009

Maar, Michael: »Geister und Kunst. Neuigkeiten aus dem Zauberberg«. Hanser. München. 2009

Mann, Erika: »Das letzte Jahr. Bericht über meinen Vater«. S. Fischer. Frankfurt. 1956

Mann, Julia: »Aus Dodos Kindheit. Erinnerungen«. Rosgarten. Konstanz. 1958

Mann, Julia: »Ich spreche so gern mit meinen Kindern. Erinnerungen«. Aufbau. Berlin und Weimar. 1991

Mann, Katia: »Meine ungeschriebenen Memoiren«. S. Fischer. Frankfurt. 1974

Mann Borgese, Elisabeth: »Aufstieg der Frau – Abstieg des Mannes?« List. München. 1965

Mann Borgese, Elisabeth: »Das Drama der Meere«. S. Fischer. Frankfurt. 1977

Mann Borgese, Elisabeth: »Mit den Meeren leben«. Aus dem Amerikanischen von Sebastian Vogel. Mare bei Kiepenheuer und Witsch. Köln. 1999

Pils, Holger und Kühn, Karolina: »Elisabeth Mann Borgese und das Drama der Meere«. Buddenbrookhaus, Mareverlag. Lübeck, Hamburg. 2012

Raulff, Ulrich und Strittmatter, Ellen: »Thomas Mann in Amerika«. Marbacher Magazin 163/164. Deutsche Schillergesellschaft. Marbach. 2018

Reich-Ranicki, Marcel: »Thomas Mann und die Seinen«. S. Fischer. Frankfurt. 2007

Schönefeld, Anke: »Die Symbolik von Meer und Hochgebirge im frühen und mittleren Werk Thomas Manns«. Bonn. 1971

Von Gersdorff, Dagmar: »Julia Mann. Die Mutter von Heinrich und Thomas Mann«. Insel. Berlin. 2018

Dank

Viele Wunschwinde haben mich durch dieses Buch getragen. Einige davon kamen nicht vom Himmel, sondern von Menschen hier unten, denen ich herzlich danken möchte. Zuerst meinem Vater, der gestorben ist, kurz nachdem ich das Nachwort beendet hatte. Die letzten Seiten habe ich an seinem alten Schreibtisch, in seinem alten Sessel geschrieben. Vom Fenster aus konnte ich den Taunus sehen, wo er die letzten Wochen seines Lebens verbrachte. Ich war oft bei ihm, meist zusammen mit meiner Schwester. Das Sterben war lang und schwer. Eines Tages bin ich über das Oberfeld gegangen, am Rand von Darmstadt, sein Leben lang war das sein liebster Ort. Ich ging an diesem großen Denkmal vorbei, drei Riesen scheinen mit ihren Fingern das Victory-Zeichen zu formen und in den Himmel zu recken. Hier habe ich ihm an diesem Tag so sehr wie nie den Tod gewünscht, ein gutes Sterben. Als ich nach Hause kam, erfuhr ich, dass er gestorben war. Das Denkmal trägt den Namen »Die Unbesiegbare«. Von meinem Vater haben dieses Buch und ich den Optimismus und eine etwas übertriebene Liebe zur Sonne. Ihm ist dieses Buch gewidmet.

Außerdem danke ich Nikolaus Gelpke, der mir einen wundervollen Abend lang von Elisabeth erzählte. Ich danke der Stadt Paraty und dem Dichterfestival dort. Als ich vor vielen Jahren dorthin eingeladen wurde, habe ich Julias Strand gesehen und das Haus, in dem sie ihre Kindheit verbrachte. Dort fing das Staunen über die Familie Mann an und das Nachdenken über dieses Buch. Ich danke Kai Sina und Michael Maar für ihre großzügige, genaue, hilfreiche Lektüre. Hermann Kurzke, dessen Thomas-Mann-Bücher seit Beginn meines Studiums wesentliche Leuchttürme für mich waren. Kerstin Holzer und Dagmar von Gersdorff für ihre Biografien über Elisabeth und Julia. Anke Oehmke, die schon so früh über

Thomas Mann und das Meer geschrieben und ihrem Sohn Philipp, der mich darauf hingewiesen hat. Marcel Reich-Ranicki danke ich eigentlich immer – aber am Ende eines Buches über Tonio Kröger und Thomas Mann ist es mir ein besonderes Bedürfnis. Ihm (und seinem Bericht über das Glück, das er nach Manns öffentlicher Distanzierung von Nazi-Deutschland empfand), verdankt dieses Buch den wesentlichen Kern. Frank Schirrmacher, der wie kein anderer über den Zauberberg reden und schreiben konnte. Monique und Klaus Weidermann, die mir so früh eine vierbändige Taschenbuchausgabe der Erzählungen Thomas Manns schenkten. Es sind die zerlesensten Bücher, die ich habe. Den Kommentator*innen der Frankfurter Thomas-Mann-Ausgabe. Dem S. Fischer-Verlag, der bei den Grundlagen für die Gegenrecherche sehr hilfreich war. Ilene Houben, die diese Grundlagen so gründlich nutzte. Inge Jens, die die fantastische Kommentierungsarbeit der Tagebücher von Peter de Mendelssohn übernommen und so umfassend und hilfreich fortgeführt hat. Freia, Mascha, Franz und Ida, Angelika und Stefan, meiner Mutter, Martina und Robert, Riewert Tode, Florentine, Antonia, Antje Boetius. Kerstin Gleba, Helge Malchow und vor allem Martin Breitfeld, der dieses Buch mit so viel Herz, Verstand, Genauigkeit und Enthusiasmus begleitet und für die Welt bereit gemacht hat. Und ein besonders herzlicher Dank an Kristin Beck, Robert Mars und die ganze Besatzung und die Wissenschaftler*innen auf der »Elisabeth-Mann-Borgese«. Danke für den Spirit, den Zusammenhalt, die Neugier, Offenheit, den täglichen Einsatz fürs Meer und die Welt. Danke für Eure Gastfreundschaft, Wurstsuppe am Morgen, Sturmtabletten und den großartigen dunkelblauen Elisabeth-Mann-Borgese-Hoodie! Wann immer ich ihn trage, bin ich Teil Eures Teams. Glied jener Kette, die von Julia über Thomas zu Elisabeth und schließlich zu Euch reicht.

Inhalt

Der Verlag Kiepenheuer & Witsch hat sich zu einer nachhaltigen Buchproduktion verpflichtet. Gemeinsam mit unseren Partnern und Lieferanten setzen wir uns für eine klimaneutrale Buchproduktion ein, die den Erwerb von Klimazertifikaten zur Kompensation des CO_2-Ausstoßes einschließt. Weitere Informationen finden Sie unter www.klimaneutralerverlag.de

FSC www.fsc.org
MIX
Papier | Fördert gute Waldnutzung
FSC® C083411

1. Auflage 2023

Covergestaltung: Walter Schönauer
Covermotiv: © Butler Institute of American Art / Museum Purchase 1919 / Bridgeman Images
Gesetzt aus der Withman
Satz: Buch-Werkstatt GmbH, Bad Aibling
Druck und Bindung: CPI books GmbH, Leck

ISBN 978-3-462-00231-7